最高の食べ方がわかる！

老けない腸の強化書

専門医が教える45の金言

京都府立医科大学大学院医学研究科教授
内藤裕二 監修

はじめに

みなさんは、「老化」という言葉にどういったイメージをお持ちですか？

私たちは、歳を重ねるに従って、さまざまな臓器の機能が低下したり、体の機能も衰えたりしていきます。老化という現象は誰にでも起こるものであり、これまで老化に太刀打ちすることは難しいとされていました。

毎年、誕生日が来ると1つ歳をとります。このとき表されるのが「暦年齢」です。みな平等に、同じ時間の流れによって刻まれていきます。そのスピードは一定であり、変えることはできません。ところが、暦年齢が同じ人でも、老化のスピードは必ずしもみな同じではなく、個人差があることがわかってきました。

現在、老化がどれくらい進んだかを判定するには、暦年齢とは別の基準が必要だと考えられています。何らかの基準をもとに、どれくらい老化しているかを示す「生物学的年齢」を測定できないか。各国の研究者たちが、その技術を日々追究しています。

本書では、老化に対する考え方が大きく変化する現代における、最新の老化研究の成果をわかりやすく説明していきます。腸と脳の意外な関係も明らかにしました。その中で腸内環境を整えることの重要性を説き、その具体的な手段としての食・栄養に着目しています。また、京丹後長寿コホート研究をはじめとする国内外の長寿地域での研究で明らかになった成果も紹介しました。第4章の老化防止レシピ30品は、油や調味料にもこだわった力作です。腸内細菌の持つスーパーパワーをうまく利用するために必須の内容が含まれています。ぜひ調理を楽しんでください。

この本を読み終わって、ご自身でレシピを作り始めたその日が、健康長寿への第一歩です。

京都府立医科大学大学院医学研究科教授
内藤裕二

「最近、歳をとったなあ」と感じる体の不調や悩み……

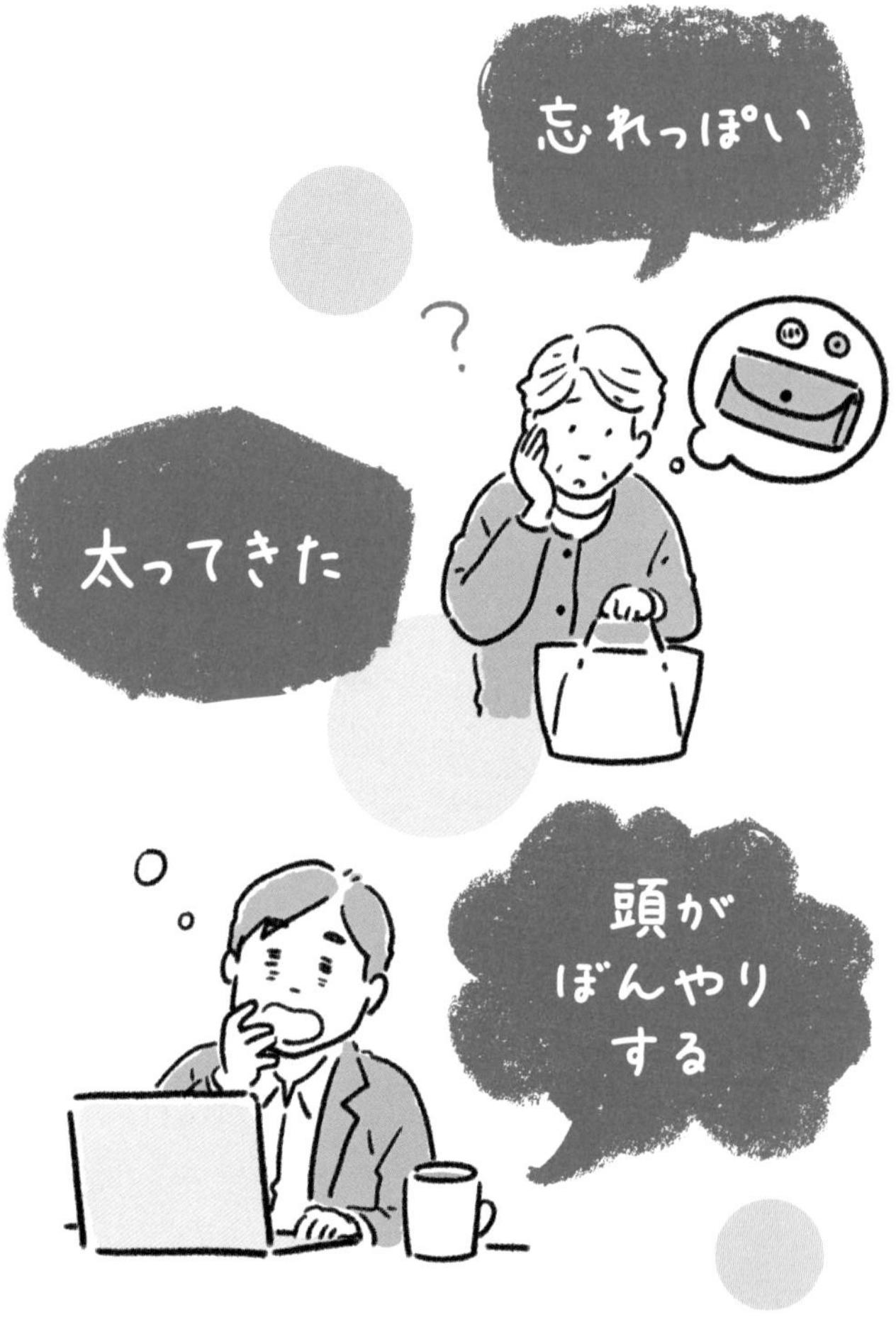

何となくだるい、疲れやすい、やる気が出ない。頭がすっきりしない。太りやすくなった……。病院に行くほどではないけれど、いつも調子が良くない。以前はそこまで感じなかった不調が増えてきて、「私も年かも……？」と感じていませんか。

年を重ねると、人間は誰しも体のあちこちが少しずつ衰

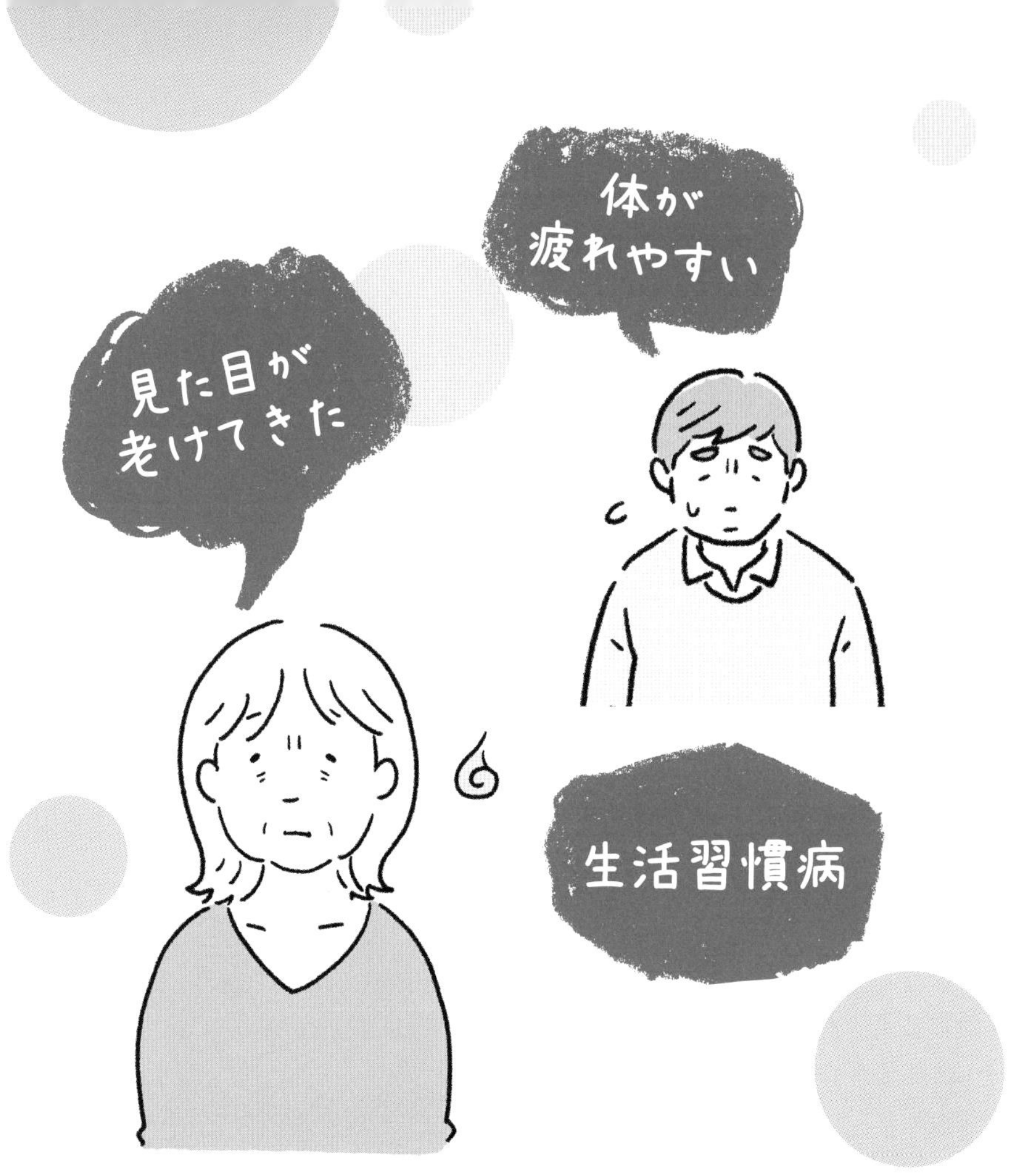

えていきます。一方で、自分と同い年や年上の人なのに、なんだか若々しく見える人もいます。はつらつとしてすごく元気そうで、肌もきれい。比べると、何だか自分がとても老けているように思えてしまうことでしょう。

実は近年、同じ年齢でも老化のスピードに差があること、そしてその原因が腸に関係していることがわかってきたのです。

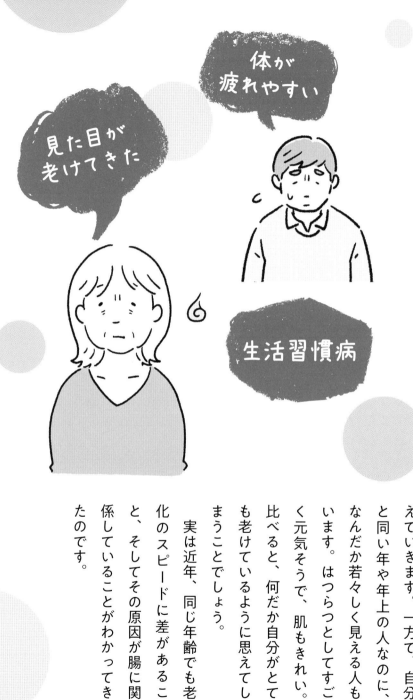

老化を止めるカギは腸にあった!!

私たちの腸には、約1000種類、約100兆個もの腸内細菌がすんでいます。その中には体に良い菌もいれば、反対に体に悪いはたらきをする菌もいて、実にさまざまです。たくさんの種類の細菌たちが仲間ごとにかたまっている様子がお花畑に見えることから、「腸内フローラ」とも呼ばれます。

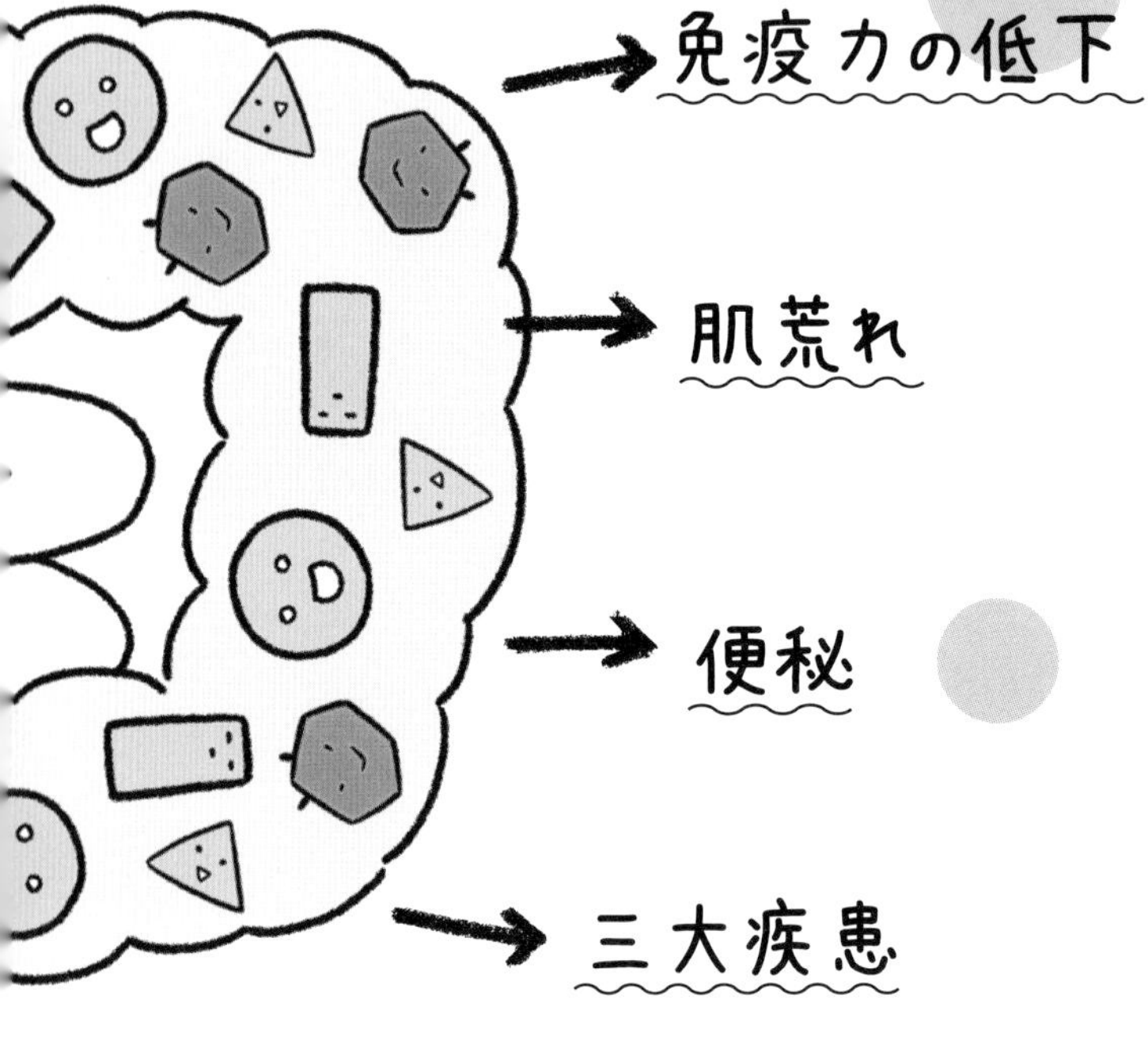

この腸内細菌たちが同じような種類ばかりになると、体の不調や病気の原因になってしまうことが明らかになっています。つまり、腸内細菌の多様性が、体にとってとても重要なのです。

また、腸内細菌の多様性は、体の不調だけでなく、しみやしわなどの目に見える老化にも影響していることがわかってきました。老化を防止するために、腸内の多様化を目指していきましょう。

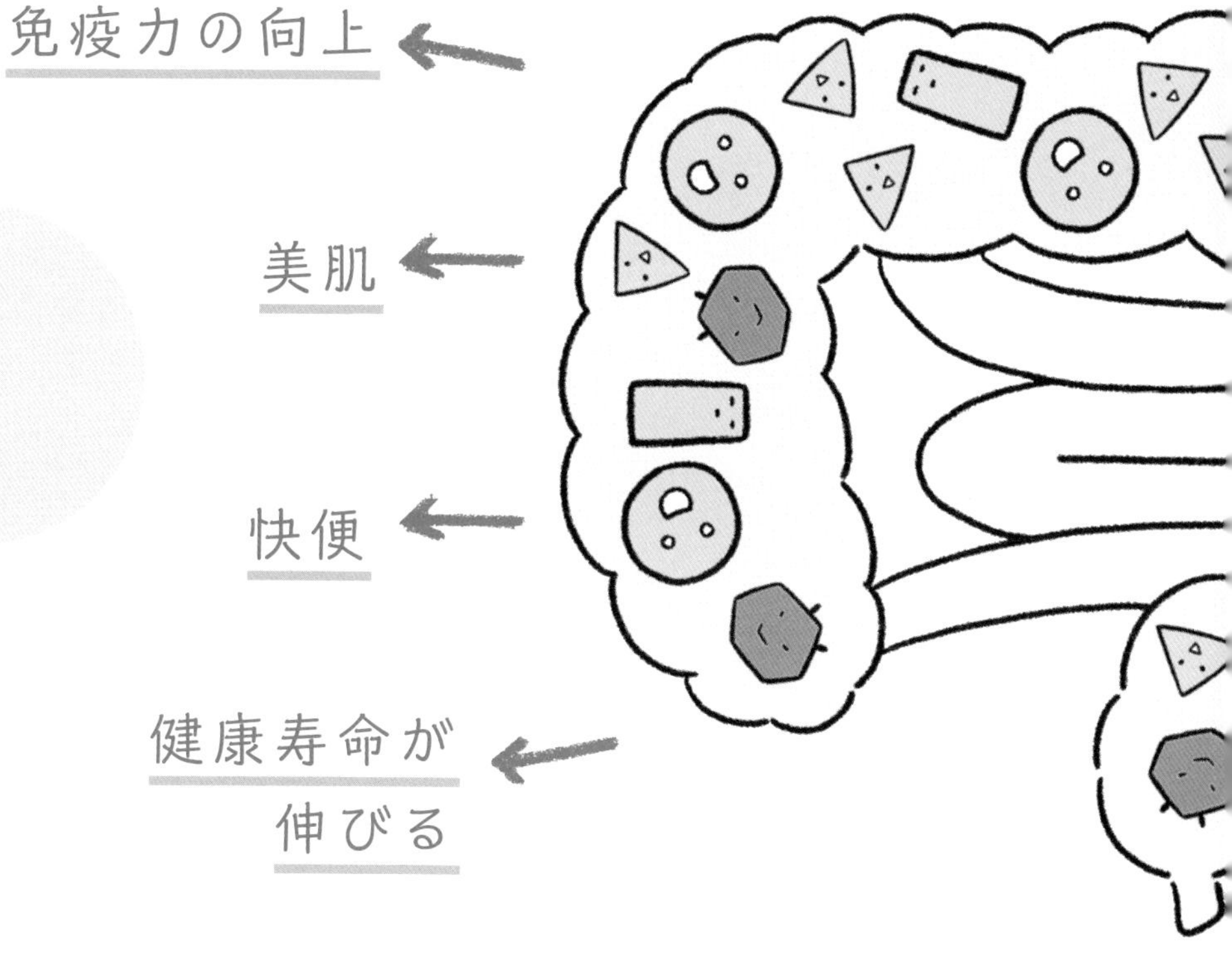

まな腸内細菌を

腸を健康に保つには、体に良いはたらきをしてくれる腸内細菌を増やすことがポイントです。

わたしたち人間に食の好みがあるように、腸内細菌によってエサとなる物質が違います。したがって、体に良いはたらきをしてくれる腸内細菌が好む成分を、積極的に取り入れていくことが、腸内環境を整えることにつながると言えるのです。

〝腸に良い〟と聞くと、食物繊維がたっぷり入った食品

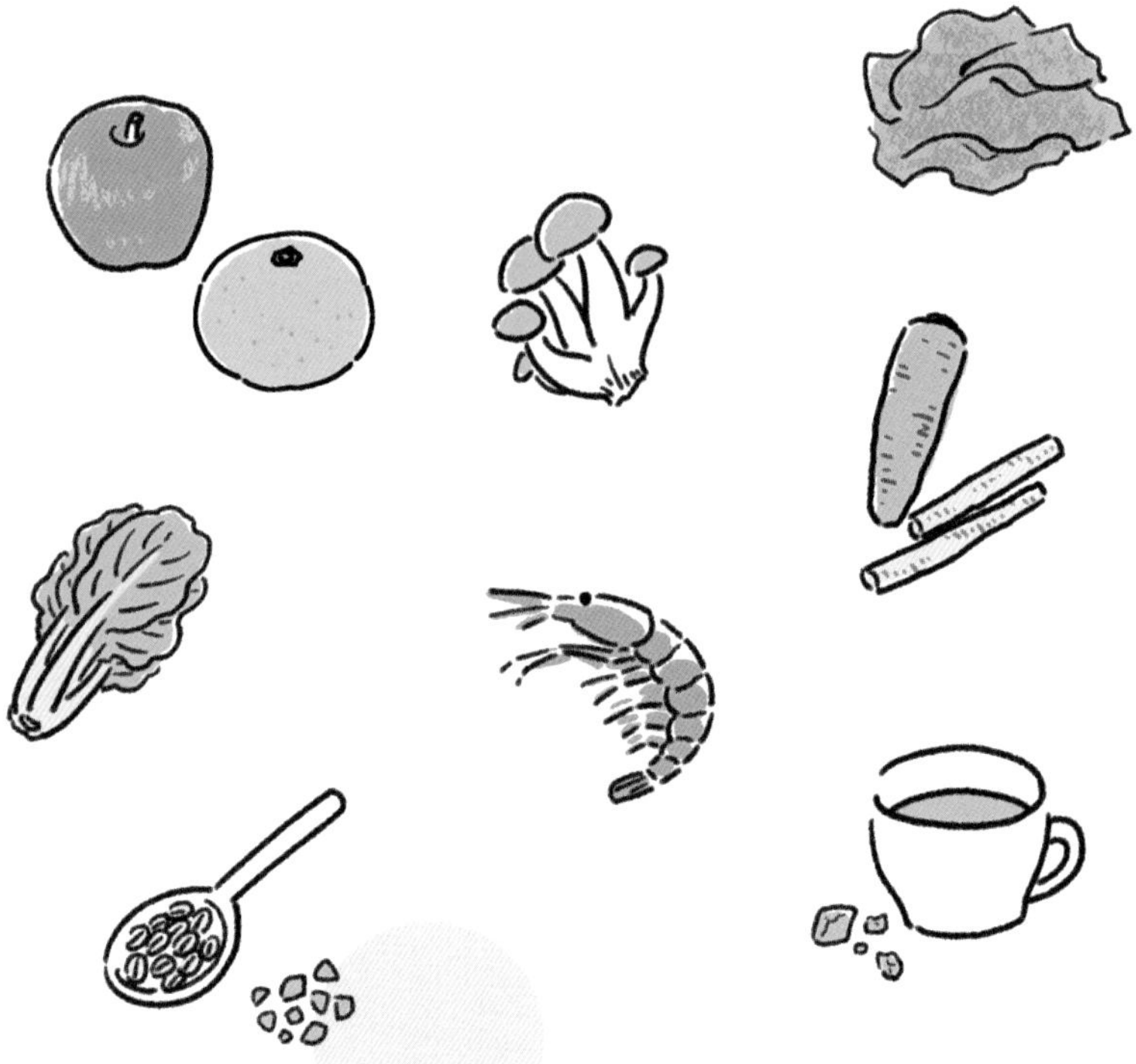

腸がよろこぶエサでさまざま育てることが大事！

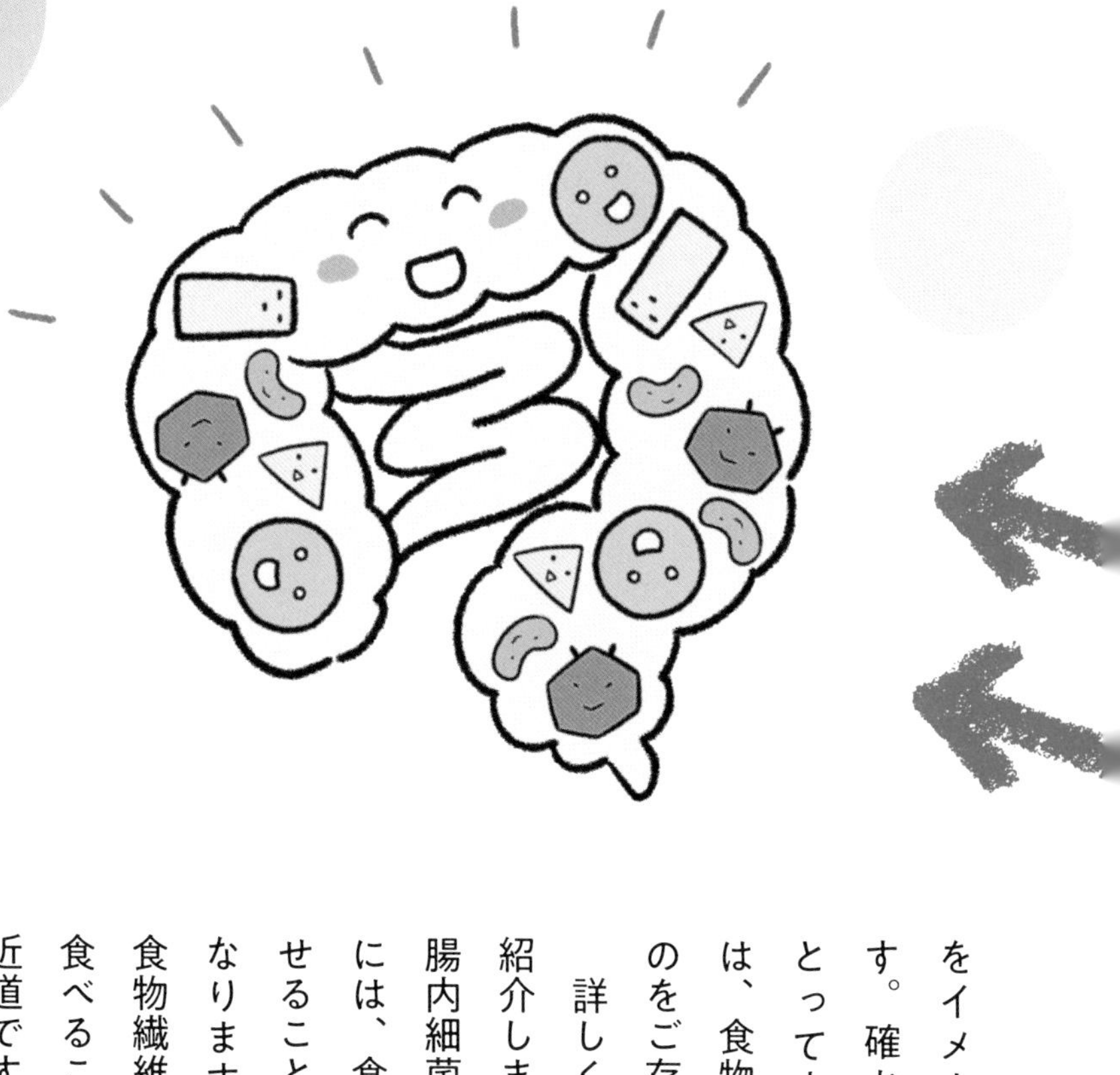

をイメージされると思います。確かに食物繊維は腸にとって大事な成分。でも実は、食物繊維にも種類があるのをご存知でしょうか？

詳しくは第2章や第3章で紹介しますが、特に体に良い腸内細菌をはたらかせるためには、食物繊維を「発酵」させることが一番のポイントになります。「発酵」しやすい食物繊維を含む食材を選んで食べることが、老化防止への近道です。

最高の食べ方で
老化・不調に負けない
自分になる！

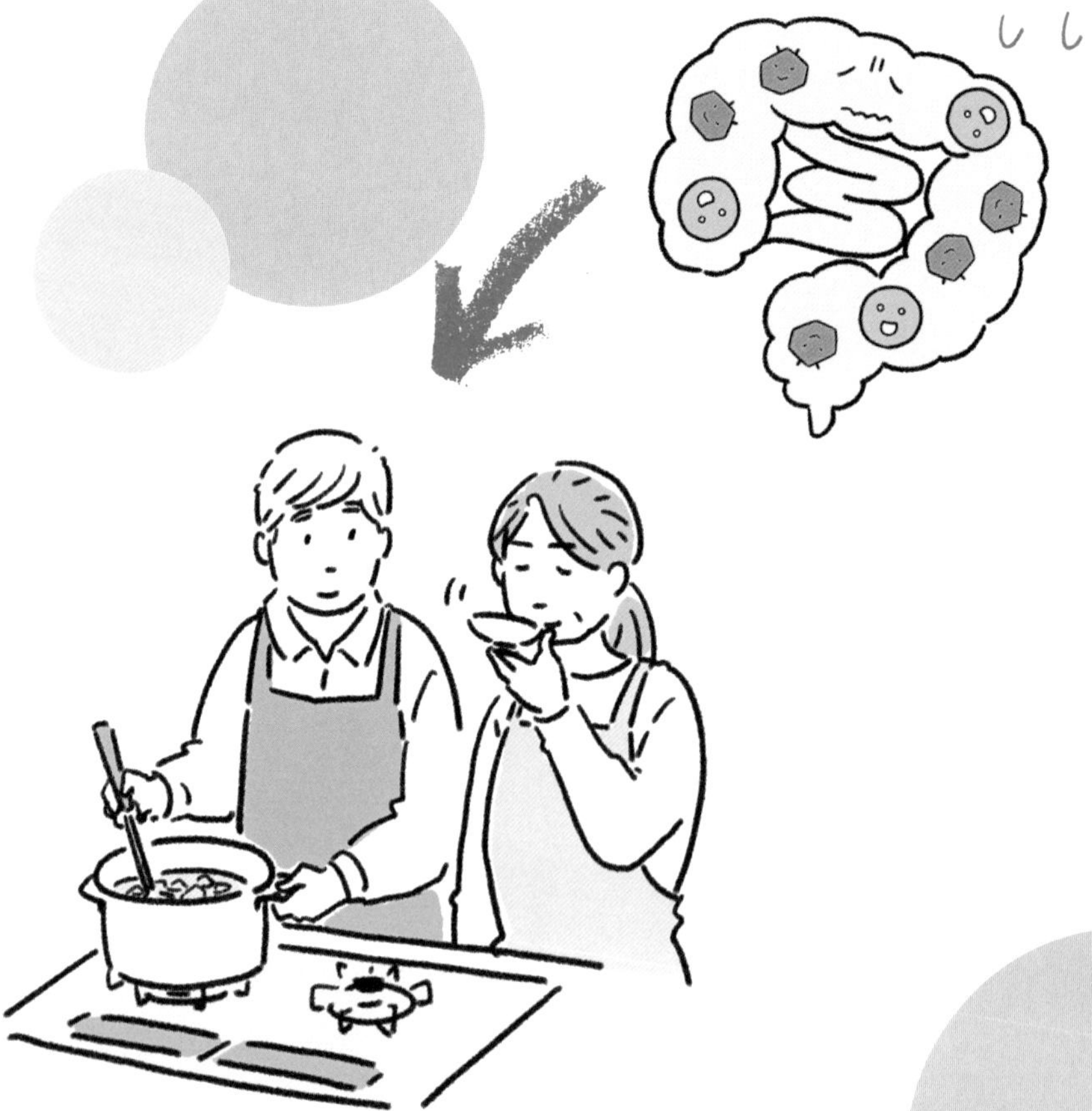

食生活以外にも、運動や睡眠といった基本的な生活習慣を見直すことはもちろん大切です。しかし、いきなり運動の習慣を身につけたり、生活リズムを見直したりするのは少し大変。毎日とる食事を少しずつでも変えるのが一番簡単ではないでしょうか？

本書では、どういった食べ方をすれば体に良い腸内細菌が育つのか、老化や不調に負けないためのヒントを紹介しています。これから詳しく見ていきましょう。

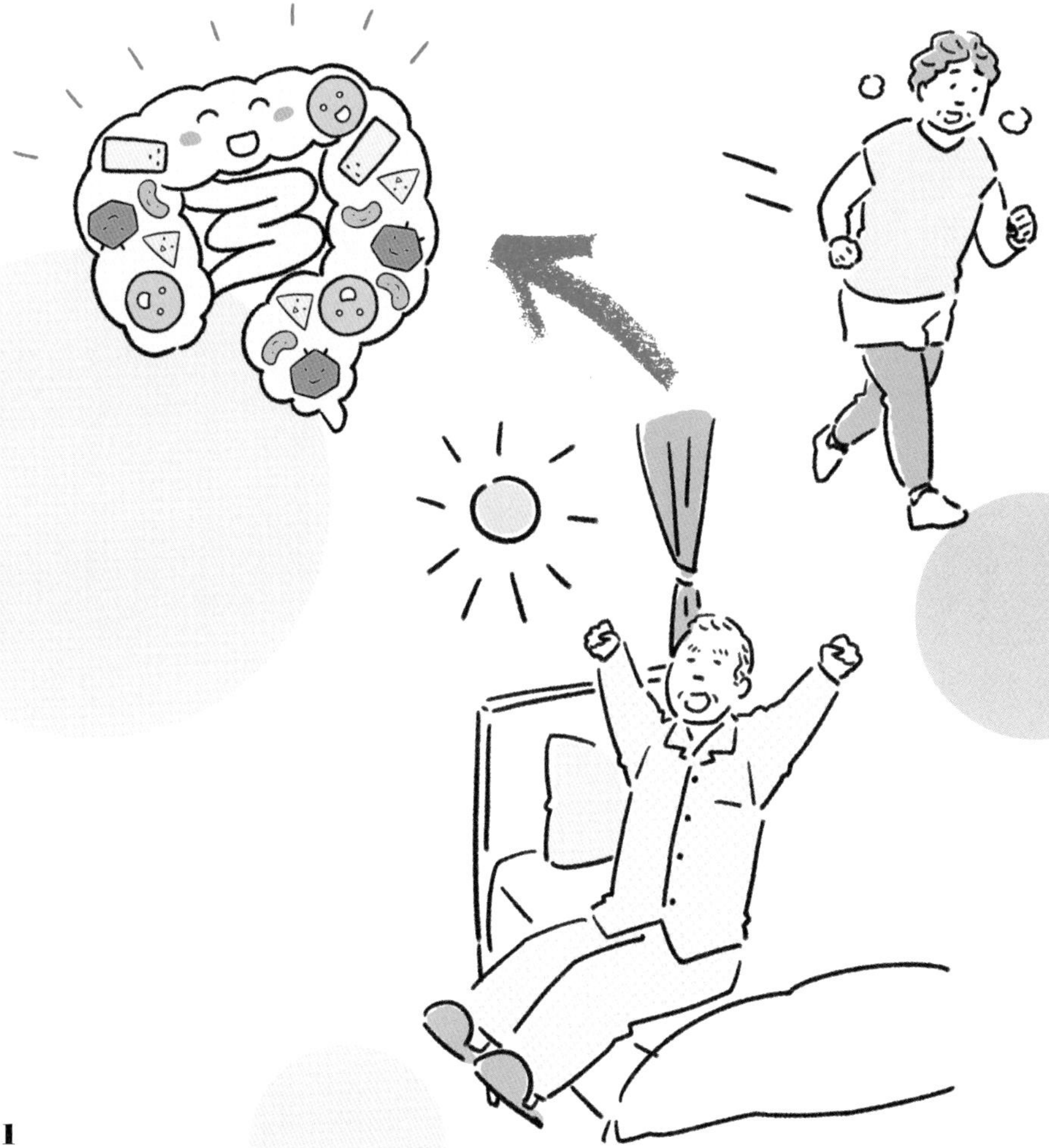

第3章 最高の老いない食べ方

第4章 今日から実践！老化防止レシピ

第5章 もっと知りたい！ポジティブに年齢を重ねる方法

イラスト／大崎メグミ
装丁・本文デザイン・DTP／相原真理子
レシピ考案・料理制作・栄養計算／牧野直子
撮影／貝塚純一
スタイリング／石川美加子
執筆協力／石井栄子
編集／岡田直子・笹木はるか（有限会社ヴュー企画）

第4章
(P.100〜127)

レシピページの見方

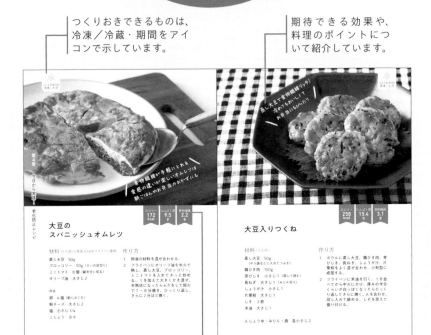

つくりおきできるものは、冷凍／冷蔵・期間をアイコンで示しています。

期待できる効果や、料理のポイントについて紹介しています。

できあがり分量当たりのカロリー(kcal)、たんぱく質量（g）、食物繊維量（g）を掲載しています。

レシピの表記について

- 計量の表記は1カップ＝200ml、大さじ1＝15ml、小さじ1＝5mlです。
- 材料の分量は、表記されている人数分です。
- 電子レンジは600Wのものを使用しています。500Wの場合は1.2倍の長さで加熱してください。
- 特に記載のない限り、野菜を洗う、皮をむく、へたや種、キノコの石づきを取り除くなどの下処理を済ませてからの手順で紹介しています。
- 栄養計算は「日本食品標準成分表2020年版（八訂）」（文部科学省科学技術・学術審議会資源調査分科会報告）をもとに算出しています。

第1章

あなたの知らない老化と腸の新常識

ここ数十年で、腸内環境が体や心の健康、そして老化とも密接な関係があることがわかってきました。

第1章では、最新の調査結果や驚くべき腸のはたらきについて解説します。

医師の金言

老化のスピードは人によって違う！

実年齢と老化の速さは一致しない？

久しぶりに参加した同窓会。みんな同じ年齢のはずなのに若々しく元気な人もいれば、すっかり老けて見える人も……。そんな経験をしたことがある人も多いのではないでしょうか。

歳をとるスピードのことを、専門用語で**ペースオブエイジング（PoA）**といいます。最近の調査で、人によってこのPoAが異なることが証明されました。暦上は誰もが平等に1年に1歳ずつ歳をとりますが、体や脳の老化のペースは平等ではないのです。つまり、**早く老いる人、ゆっくり老いる人がいる**ということです。このショッキングなデータは、2021年に『Nature Aging』という論文誌に掲載され、大変反響を呼びました。

顔の見た目が若いと体も若い

研究では、1972〜1973年に生まれたニュージーランド人1037人を追跡し、26歳から45歳までの内臓や脳、視覚、聴覚、歯、運動能力や見た目など、さまざまなデータを収集・分析しました。その結果、PoAは、0・40〜2・44歳と、人によって大きな幅があることがわかりました。

この研究結果でもっとも衝撃的なのは、「**顔の見た**

同じ50歳でも……

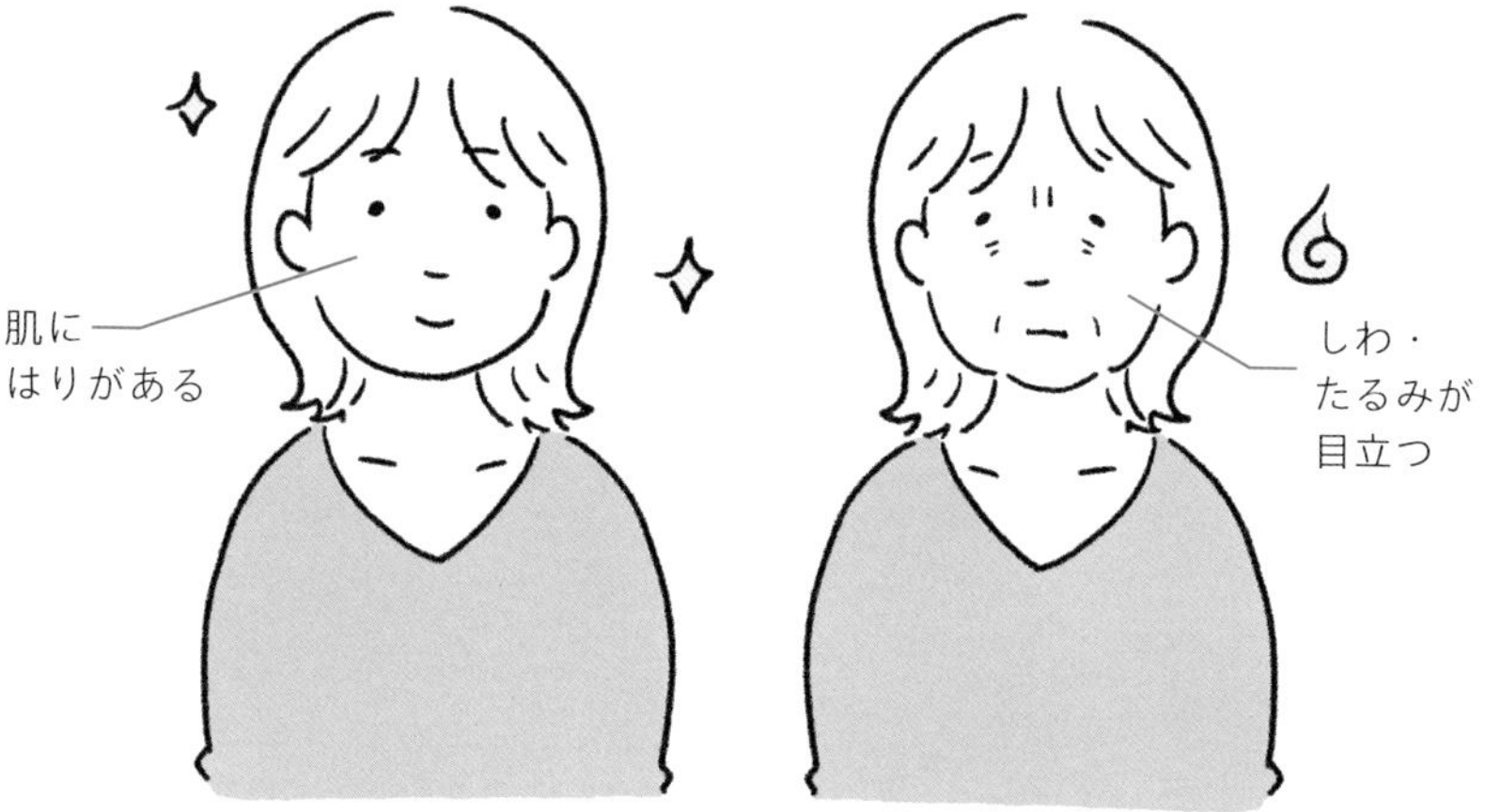
肌に
はりがある
しわ・
たるみが
目立つ
見た目が若い
＝体も若い
見た目が老けている
＝体も老化している

目が若い人は、体も若い」という事実です。同じ年齢なのに、しみやしわが少なく、肌にもはりがあって、とてもその年齢には見えないという人が、あなたの身近にも何人かいるのではないでしょうか。データではそういう人は、筋力、内臓や脳、骨など、体の年齢も若いことがわかりました。つまり、顔の見た目と体の若さには相関関係があるのです。

顔の印象から受ける見た目の若さというと、化粧をしたり紫外線をブロックしたり、皮膚の表面や外見を美しくする方向に関心がいきがちですが、まずは体全体を若く保つことも考える必要がありそうです。

また、化粧をするなどして見た目に気を使うと、外出したくなって人と話す機会が増え、その結果、脳が活性化されて若くなる、という説もあります。化粧や服装などで若々しさを意識することも老化のスピードを遅らせるためには有効かもしれません。

医師の金言

老化のスピードが速い人の特徴

まずは筋力アップから始めよう

ＰｏＡの調査で、老化のスピードが速い人にいくつかの共通点が見つかりました。主な共通点は21ページの９つです。今は当てはまるものがあっても大丈夫。発想を変えて、**ＰｏＡを遅らせるために、この項目と反対でいられる**よう意識してみてください。

1の歩行速度、**2**の握力は、フレイル（１４０～１４１ページ参照）や認知症のリスクを測る指標にもなっています。40代のうちから歩くスピードが遅い人や、握力が弱い人は、将来フレイルや認知症になる可能性が高いのです。握力は、女性では18kg、男性では28kgを下回ると要注意です。**3**は、体を支える筋力が弱いこと。転倒のリスクが高まり、ケガや寝たきりにもつながります。腹筋や背筋を鍛えて体幹を強くし、バランス能力を高めましょう。

今からでも遅くありませんから、**早歩きを意識し、筋力アップ**に努めましょう。

「自分は長生きする」と楽観的に考えよう

4の視力・聴力が落ちると、目や耳からキャッチできる情報が減り、老化スピードを速める一因となります。特に聴力が衰えると会話への反応が鈍くなり、人づきあいが悪くなることも。必要があればメガネや補

老化のスピードが速い人の共通点

1. 歩行速度が遅い
2. 握力が弱い
3. バランス能力が低い
4. 視力・聴力が低下している
5. 外見が老けている
6. ＩＱのスコアが低い
7. アンチエイジングについて否定的
8. 75歳まで生きられないと考えている
9. 脳年齢が進んでいる

聴器も取り入れて、意識して人とコミュニケーションを取るようにしましょう。

5の見た目については、18ページで述べたとおりです。**6**については、**勉強が好きな人や、知的好奇心が旺盛な人は脳も活性化され老化のスピードが遅い**ということです。積極的に外に出かけたり、新しいことを勉強するなどして、脳に刺激を与えましょう。

7の人は老化防止に興味がなく、運動や食事改善をしないでしょうから、当然老化スピードは速くなります。**8**のように「長生きできない」と悲観的に考えている人も同様です。悲観的な人は認知能力が低下していたり、加齢関連の病気と診断されることが多いという報告もあります。**「自分は長生きできる」と楽観的に考えるほうが老化のスピードを遅らせられる**のです。**9**の人は一度、ＭＲＩ検査を実施し、脳年齢を計算することも、現状を知る上で大事かもしれません。

医師の金言

老化研究の最新トピック〝老腸相関〟

酪酸を増やす腸内細菌が老化を防ぐ

最近、**老化と腸に深い関係があることが明らかになってきています。**腸の老化を防ぐことで、体の老化を防ぎ、健康長寿が叶うかもしれません。

2017年から、長寿地域として有名な京丹後市の高齢者の腸内細菌を調べる研究を行っています。この京丹後市は、驚くべきことに100歳以上の「長寿者」が全国平均の2.7倍にも上ります。調べていくと、**「酪酸」という成分と、酪酸を作り出す「酪酸産生菌」という腸内細菌が老化防止に重要な役割を持つ**ことがわかりました（52ページ参照）。

酪酸産生菌が増えると、酪酸によって免疫細胞が増え、老化の原因となる炎症を防いでくれるのです。また、酪酸産生菌が増えると、脳細胞の老化を抑制するという報告もあります。

酪酸産生菌は筋肉量の低下も防ぐ

さらに研究を進めていくと、健康な高齢者はサルコペニア（筋肉量の低下）が少ないという特徴があることもわかりました。腸内の酪酸産生菌が多いほど骨格筋量が多い傾向が見られたため、**酪酸産生菌はサルコペニアも防ぐのではないかと考えられます。**

京丹後市の長寿者の食事は、肉をあまり食べず、豆

脳腸相関の例

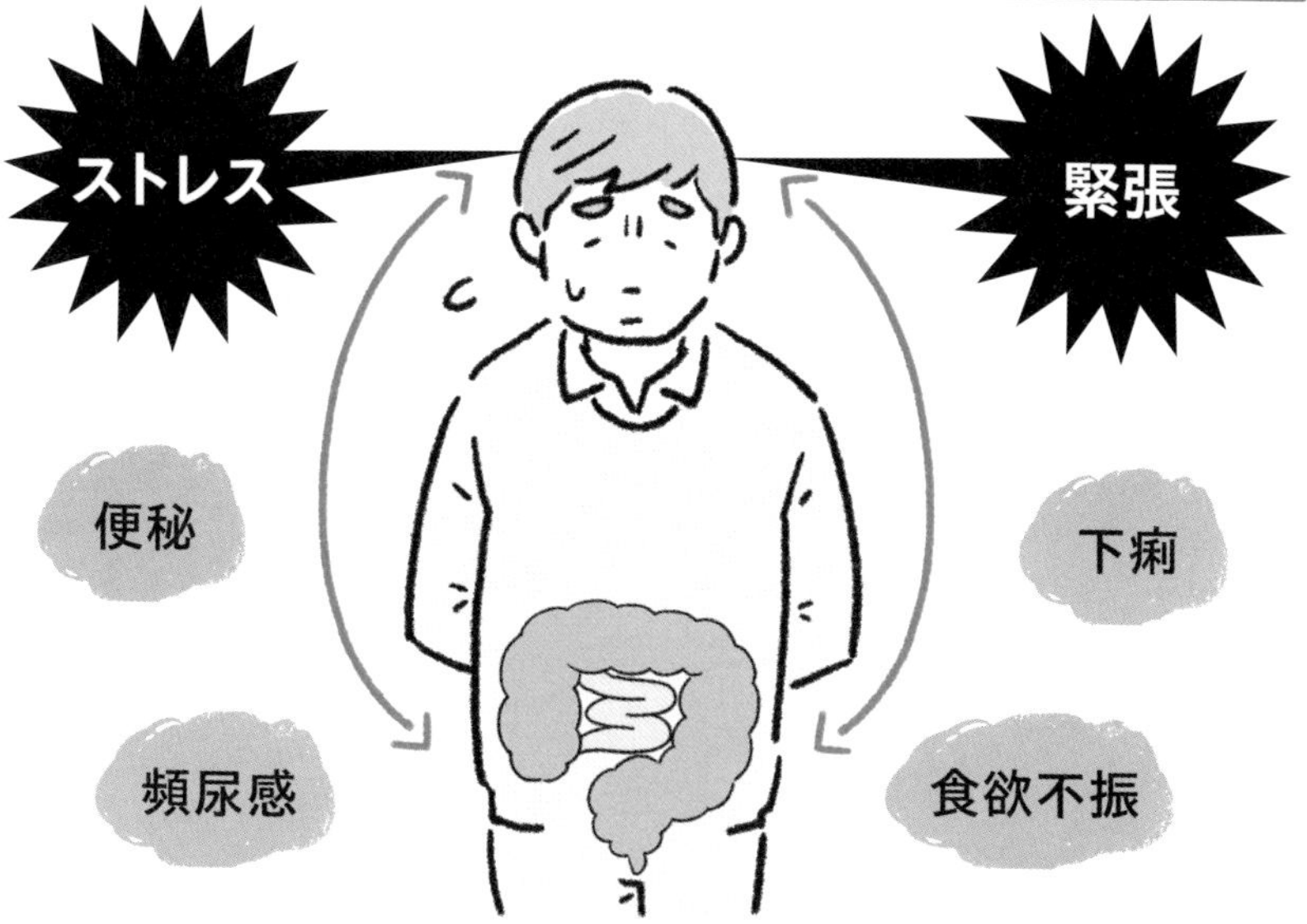

類など植物性のたんぱく質や食物繊維の多い野菜中心です。最近では**アスリートも、同じように魚や豆類からたんぱく質をとり、食物繊維を積極的にとるようになってきています**。つまり、肉をたくさん食べなくても、良質な筋肉は作ることができるということです。

体に良い腸内細菌のエサとなる食物繊維を積極的に摂取すれば、酪酸産生菌が育ちます。今後、腸内での酪酸産生菌の育成が、老化防止のキーワードになるのではないでしょうか。

ストレスが腸内フローラを乱す

ストレスを感じるとお腹が痛くなったり、下痢や便秘などが起こったことはありませんか？　あるいは緊張すると空腹なのに食欲が出ない、頻繁にトイレに行きたくなるという経験もあるでしょう。これらは**「脳腸相関」**と呼ばれる、腸と脳の密接な関係によって引き起こされる現象で、近年注目されています。脳と腸は自律神経やホルモンなどを介して互いにつながっています。

脳がストレスや不安を感じると、脳内の神経細胞が活性化され、「ストレスから体を守れ」という指令が副腎に送られます。ストレスをコントロールする副腎からは抗ストレスホルモンが分泌され、消化管にある受容体（シグナルを受け取るたんぱく質構造）が受け取ることで、腸内フローラのバランスがくずれ、お腹の調子が悪くなってしまいます。つまり、脳→自律神経→腸へと情報が伝えられているのです。

腸の状態が脳に影響することも

逆に、腸→自律神経→脳という経路でも情報が伝達されるという事実も明らかになりつつあります。たとえば、うつ病の人は便秘になる傾向がありますが、腸内環境の悪化がうつを引き起こし（腸→脳）、うつ病になると交感神経が優位となって腸の働きが悪くなり、便秘になる（脳→腸）といった関係性です。

脳腸相関から、脳－腸内細菌相関へ

最新の研究では、**脳と腸の関係だけでなく、脳と腸内細菌との関係も注目されています**。たとえば、気分を前向きにしたり精神を落ち着かせたりする脳の神経伝達物質は、実は腸内細菌によって大腸でも作られています。抗ストレス作用のあるアミノ酸の一種、「ＧＡＢＡ」も腸内細菌が生成しています。ＧＡＢＡは脳や脊髄のはたらきをおだやかにし、高血圧の予防や睡眠障害の改善にも役立つ成分です。

視点を変えれば、腸内フローラが乱れると、うつや無気力を招きやすくなります。また、認知症や情緒が不安定になる人が増えているとも言われ、腸内環境の悪化が関係しているのではないかと考えられています。

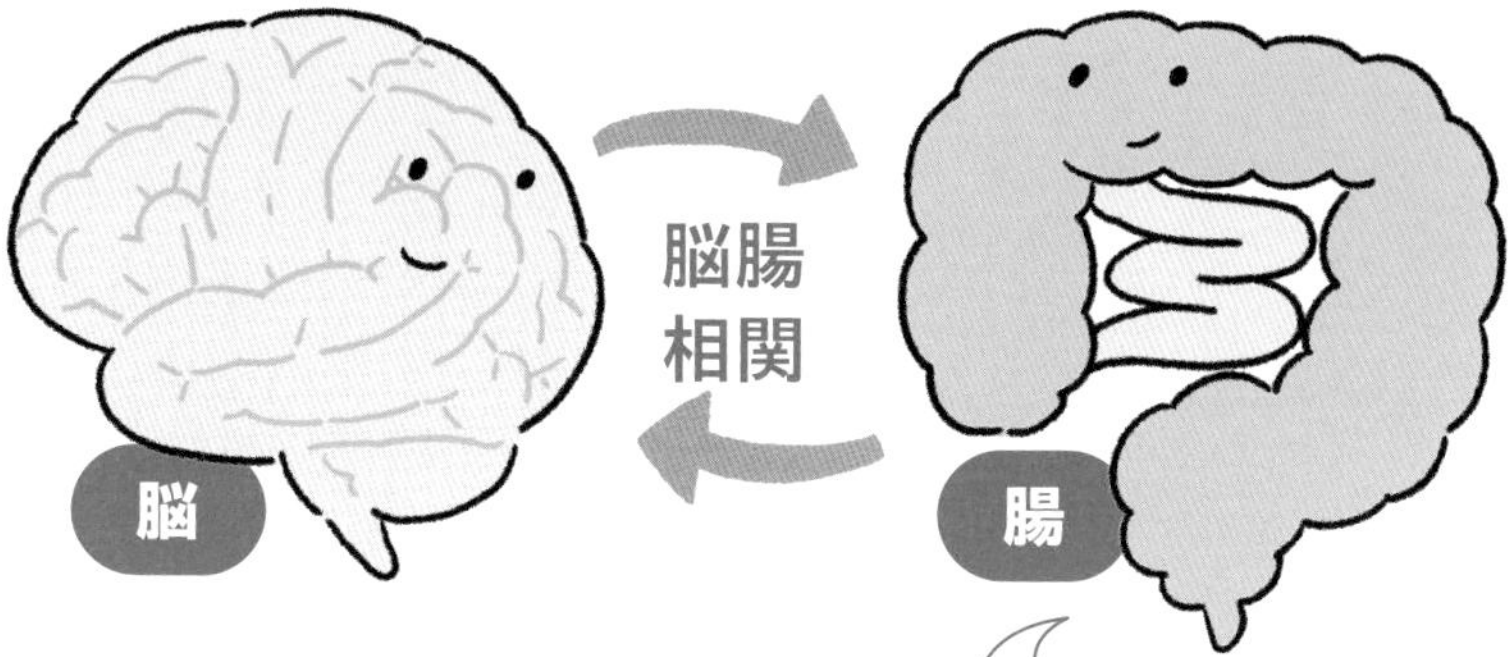
脳からのルート
ストレスを受ける ➡ ストレスホルモンが出る ➡ 腸が不調になる
うつっぽくなる ⬅ 自律神経の乱れ ⬅ 腸内環境の悪化
腸からのルート

脳が全てを司っていると思われがちですが、実は腸もさまざまな機能をコントロールしており、脳と腸は互いに影響し合っています。

老化防止
Q&A

Q. 脳や臓器のほかにも腸内細菌が相関するものはありますか？

A. 運動能力にも影響します。

腸内細菌は、運動能力とも関係しています。特に顕著なのが持久力。慶應義塾大学の福田真嗣《ふくだしんじ》特任教授らの調査によると、一般人と駅伝選手を比べると駅伝選手にはバクテロイデス属の菌が多いことがわかりました。バクテロイデス属の作る短鎖脂肪酸（→ P.48）がエネルギー源になるため、持久力が高いと考えられます。

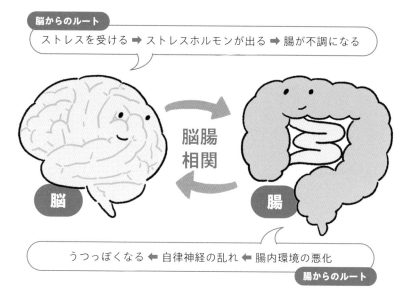

医師の金言

全身の不調は腸の不調にあった!?

腸内環境の乱れがさまざまな病気を引き起こす

腸の機能は「消化・吸収」と「免疫」の2つに分けられます。中でも、**免疫を担う細胞の7割は小腸と大腸にあり**、私たちを守ってくれています。

腸内には約1000種類、約100兆個もの腸内細菌がすみつき「**腸内フローラ**」という生態系を形成しています。ここ数十年の研究で、腸内フローラのバランスがくずれ腸内環境が悪化すると、下痢、便秘、肌荒れ、さらには潰瘍性大腸炎やクローン病、大腸がん、脂肪肝、糖尿病、肥満、貧血、動脈硬化、腎臓病、

アレルギー疾患、うつ病、認知症、自閉症など、さまざまな病気を引き起こすことがわかってきました。一見、腸と関係がないように見えるかもしれませんが、**腸はさまざまな臓器とつながりを持っているのです。**

臓器とのつながりが明らかに

腸と心臓の関係を例にすると、腸内細菌によって作られるTMAOという物質が動脈硬化を促進することがわかっています。動脈硬化は、高血圧や糖尿病、脳卒中、がんなどの原因となります。実際に狭心症や心筋梗塞の患者の腸内細菌を調べると、特定の腸内細菌の数に変化が起こっていることが判明しました。

さまざまな腸内細菌がすむ“腸内フローラ”

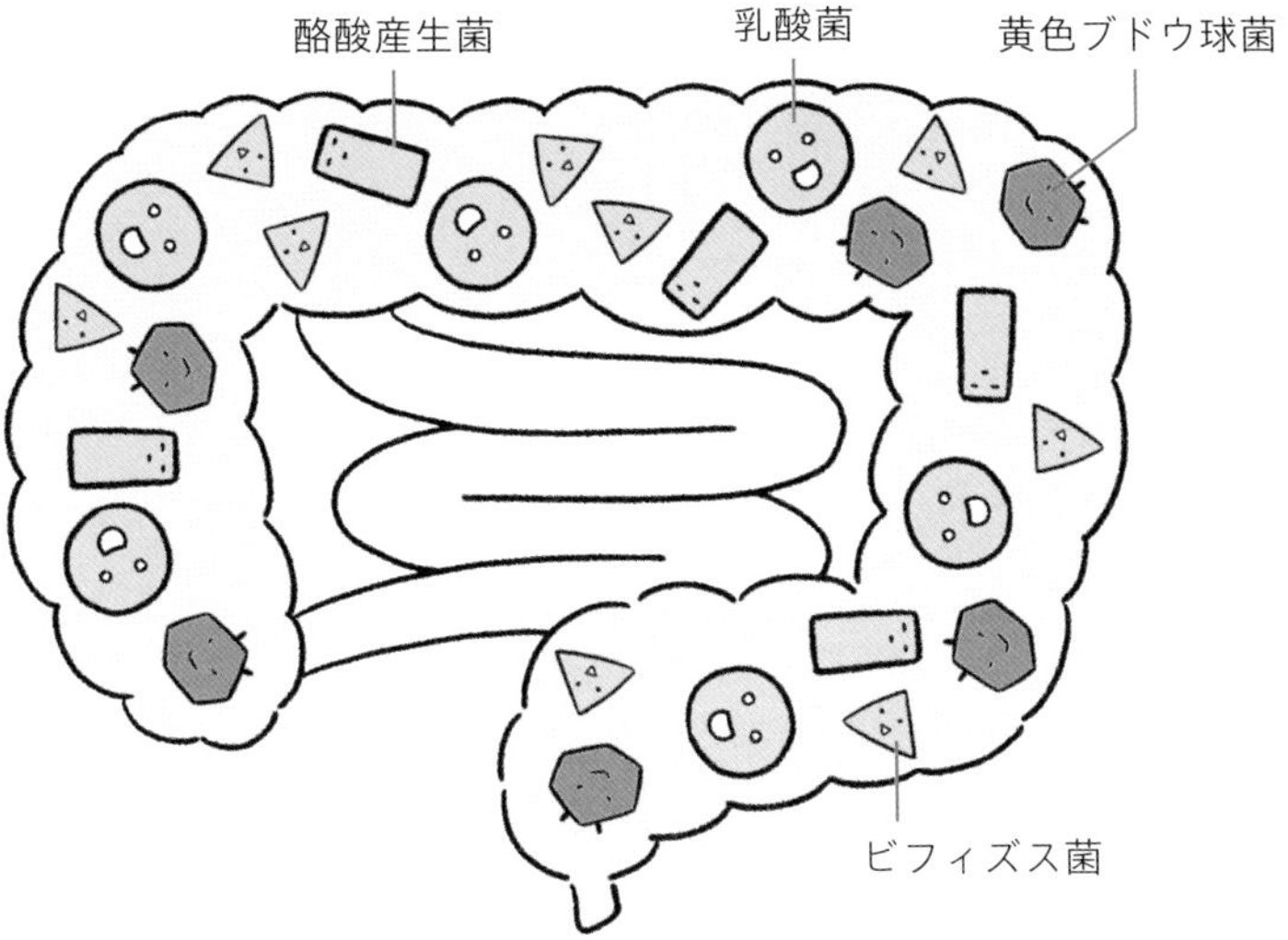

腎臓にも、腸内細菌が大きくかかわっています。腎臓は老廃物を体の外に出したり、臓器と連携してホルモンを作り出したり、全身の調整を行うはたらきを持っています。腸内細菌が作るD-アミノ酸という成分が、腎臓の保護や免疫力の向上など、さまざまな場面で健康にかかわっていることが明らかになりました。

また、腸内環境が乱れると腸の壁が薄くなり、免疫バリアが効かなくなって、有害物質が体の中に侵入しやすくなります（リーキーガット症候群）。体内に入ってきた有害物質を解毒する機能は肝臓が担っていますが、腸のバリアがないと、直接有害物質と接触することになり、肝臓の負担が増えます。その結果、肝臓の炎症や肝がんのリスクを高めてしまいます。

このように、腸内細菌はさまざまな臓器と密接にかかわっています。**腸の状態を健康に保つことは、全身の臓器の健康にもつながる**のです。

医師の金言

腸内にすむ有用菌と悪用菌

善玉菌、悪玉菌とは呼ばない……？

腸内細菌には、私たちの体にとって良いはたらきをする善玉菌、悪さをする悪玉菌、状況次第で善玉菌・悪玉菌のどちらの味方にもなる日和見菌の3種類があると言われてきました。しかし、実は**そのような呼び方をするのは日本だけ**。海外ではこうした分類や呼び方はしません。そもそも、腸内細菌の多くは空気に触れると死んでしまうため、菌の分類や存在の確認すら難しかったのですが、近年は研究が急速に進み、数多くの腸内フローラのはたらきが明らかになってきています。

ここからは従来の呼び方とは区別して、私たちの体の中に入ってきた食べ物（＝エサ）から良いものを作り出す菌を有用菌、悪いものを作り出す菌を悪用菌、そのどちらでもない菌を中間菌と呼ぶことにします。

食物繊維をエサにする「有用菌」

有用菌は、腸に入ってきた食物繊維をエサにして、体のために良いはたらきをする物質を作ってくれます。これに対して、**悪用菌は、脂肪や糖分をエサに、体に悪い成分や不要な成分を作り出します**。

代表的な有用菌には、ビフィズス菌、乳酸菌などがあります。免疫力アップ、消化吸収を助ける、ビタミンの合成、腸のはたらきをうながすなどの作用があり

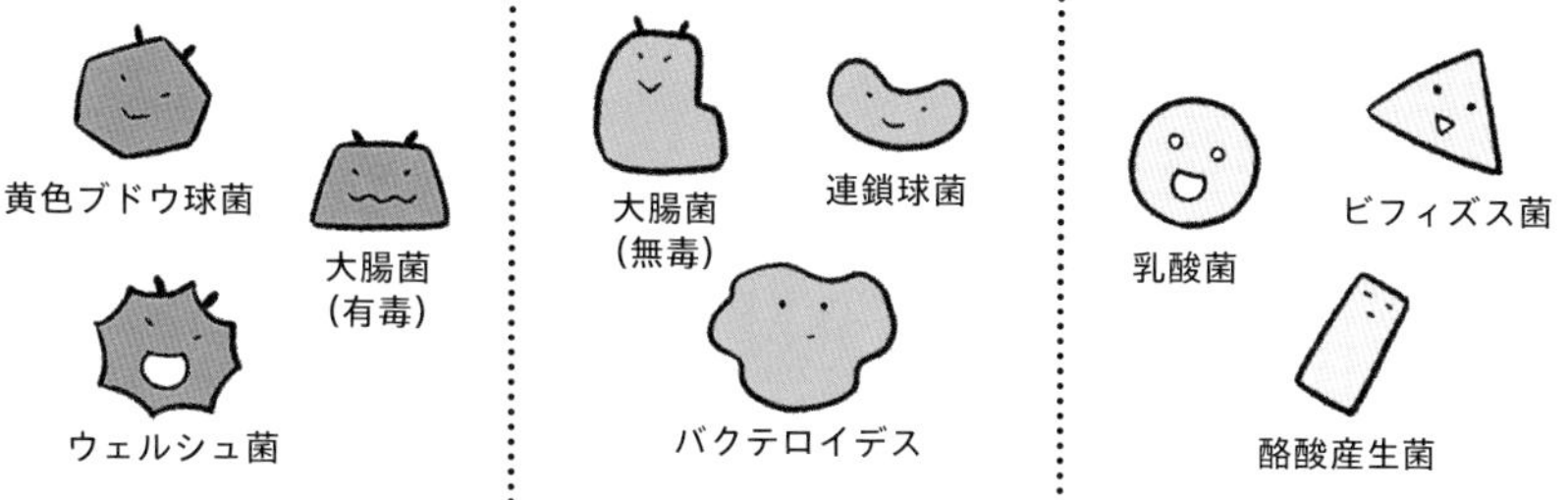

悪用菌	中間菌	有用菌
● 体に悪い ● 腸内を「腐敗」させる ● 炎症を起こす ● 下痢、腹痛、悪性腫瘍などにつながる	● 体にとって良くも悪くもない ● 体の状態によって悪さをすることも	● 体に良い ● 腸内を「発酵」させる ● 免疫力を高める ● ビタミンを合成 ● 腸のはたらきをうながす

腸内フローラが特定の腸内細菌ばかりに偏っているのは良くない状態です。そうならないよう、さまざまな菌がいる状態にすることが大事です。

ます。代表的な悪用菌は、ウェルシュ菌、大腸菌、黄色ブドウ球菌などで、これらが増えると腸内がアルカリ性に傾いて、腸内が腐敗し、有害物質を作りやすくなってしまいます。

食物繊維の多いものを食べると有用菌は増え、高脂肪高カロリーの食事を続けると、悪用菌が増えます。

腸内環境は多様性が大事

腸内細菌は常に勢力争いをしているので、より有用菌が多く、悪用菌が少ない腸内環境を目指したいところです。とは言っても、体に良いビフィズス菌だけが圧倒的に多い腸内環境が良いとは言えません。

実は、有用菌の中にも有害な動きをする菌がいて、反対に悪用菌の中にも体に良いはたらきをする菌がいることがわかってきたのです。そのため、**多様な菌がすんでいる状態が良い**と考えられています。

医師の金言

腸内環境は3歳までに決まる

赤ちゃんは生まれるときにお母さんから腸内細菌を受け継ぐ

生まれたばかりの赤ちゃんの腸にもすでに腸内細菌がすんでいます。胎内にいるときは無菌ですが、産道を通るときに、お母さんから菌を譲り受けるためです。母体は出産が近づくと産道が酸性になり、有用菌である乳酸菌が一気に増えます。それによって悪用菌が死滅し、赤ちゃんは乳酸菌をたくさん取り込むことができます。赤ちゃんが病気にかかりにくいのは、お母さんから受け継いだ有用菌による免疫力があるからなのです。また、帝王切開で生まれた赤ちゃんは、最初に触れる助産師や看護師の菌を受け継ぐこともわかっています。

赤ちゃんは生まれた後も、母乳からお母さんの菌を受け継ぎます。また、指しゃぶりをしたり何でも口に入れたりして、体に菌を取り込んでいきます。

3歳までに多様な菌に触れさせよう

腸内では約1000種類もの菌がなわばり争いをしていますが、**体に取り込める菌の種類は先着順で、3歳までには菌の構成が決まります**。そのため、生まれ育った環境で腸内フローラは大きく違ってくるのです。たとえば田舎の牧場では、家族やペットに加え、牛やヤギといった生きもの、自然など、多種多様なも

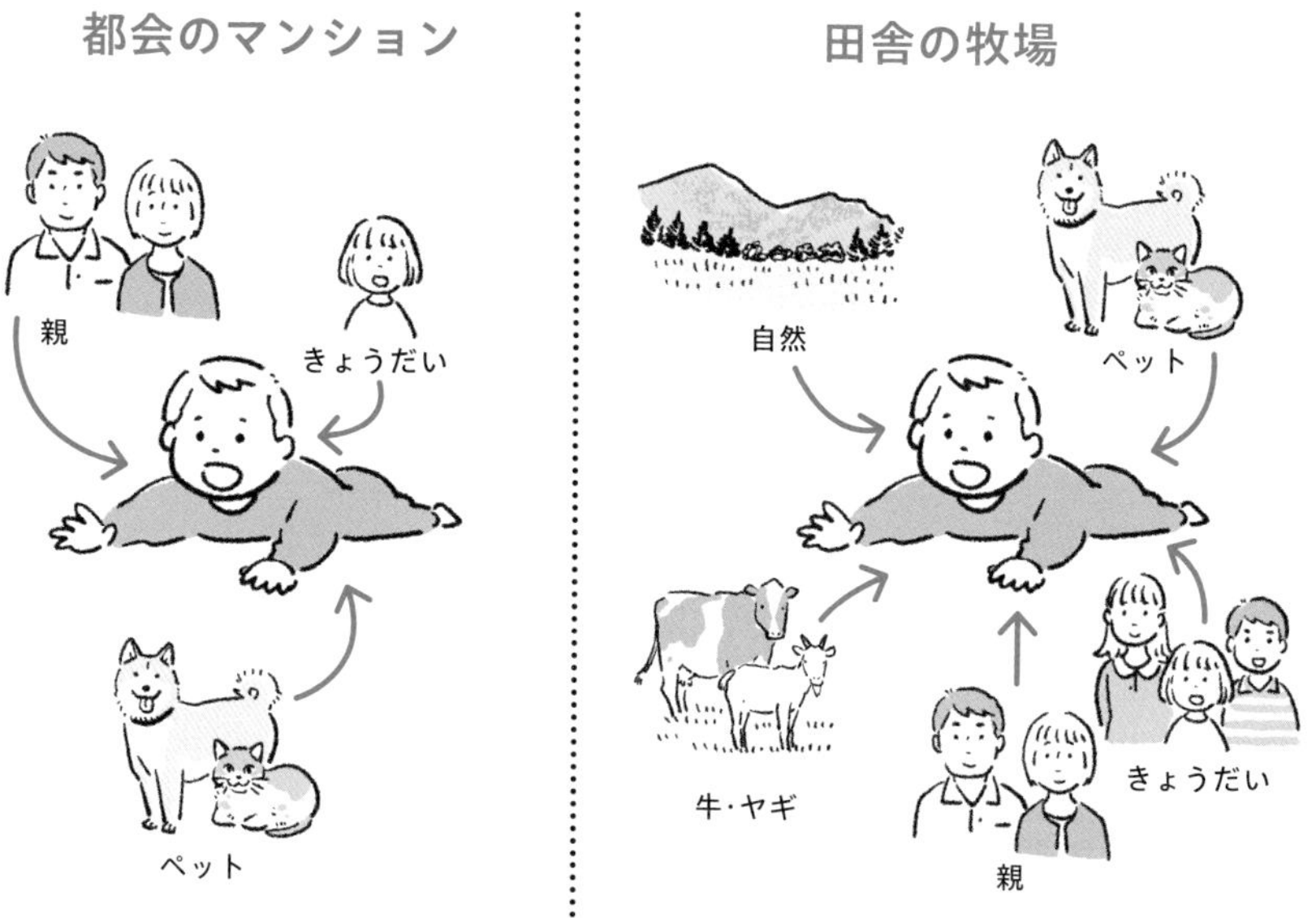

赤ちゃんは食事だけでなく、手で触れるあらゆるものから菌を取り込んでいきます。このとき取り込んだ菌たちが常在菌となり、生涯腸内にすみ続けます。

のと触れ合い、そこからさまざまな菌を取り込むことができます。都会はきれいですが、両親やきょうだい、ペットなど、田舎の牧場に比べて触れ合う対象が限られるため、腸内フローラの多様性が狭まる可能性があります。都会に住んでいる子なら特に、ほかの子どもとたくさん遊ばせたり、自然の多い場所に行ったりして、早いうちに多様な菌に触れさせてあげられると良いですね。

菌活は続けることが大事

3歳までの生活でいったん定着した腸内細菌（常在菌）の構成は、その後変化しません。**後から取り込んだ菌は、腸内にいる間ははたらくことができますが、長期間定着することはできず排泄されます。**乳酸菌をはたらかせたいのなら、毎日乳酸菌を含んだものを食べ続けないと効果は期待できないのです。

医師の金言

古代人の腸を取り戻そう

伝統的な日本食が良い腸のカギ

現代人の腸について紹介してきましたが、最新の遺伝子解析によって、実は1000～2000年前に生きていた古代人のほうが多様な腸内フローラを持っていたとわかったのです。データを比較すると、古代人の腸内は、工業の発展していない地域の人々の腸内フローラと近しいこともわかりました。日本人を例に考えると、古くから農耕民族で、食事は野菜中心。江戸時代には主食はお米、おかずは食物繊維の豊富な野菜、イモ類、キノコ類、豆類、海藻類が中心の一汁三菜が確立され、高脂肪の肉よりも魚介類から動物性たんぱく質を摂取してきました。昔は砂糖も貴重品でしたから、おやつといえば果物やイモ類でした。つまり、悪用菌のエサとなる肉や砂糖が少なく、有用菌のエサとなる食物繊維が多いのが伝統的な食事だったのです。

代々受け継がれてきた腸内細菌が消滅!?

腸内フローラを諸外国と比較すると、日本人は有用菌であるビフィズス菌が圧倒的に多いことがわかりました。これは、ヘルシーな日本食によって培《つちか》われ、先祖代々受け継がれてきた腸内細菌のおかげです。

しかし、ここ数十年で食の欧米化が急激に進み、高脂肪・高カロリーの肉やファストフードが日常的に食

同一家系における腸内フローラの多様性

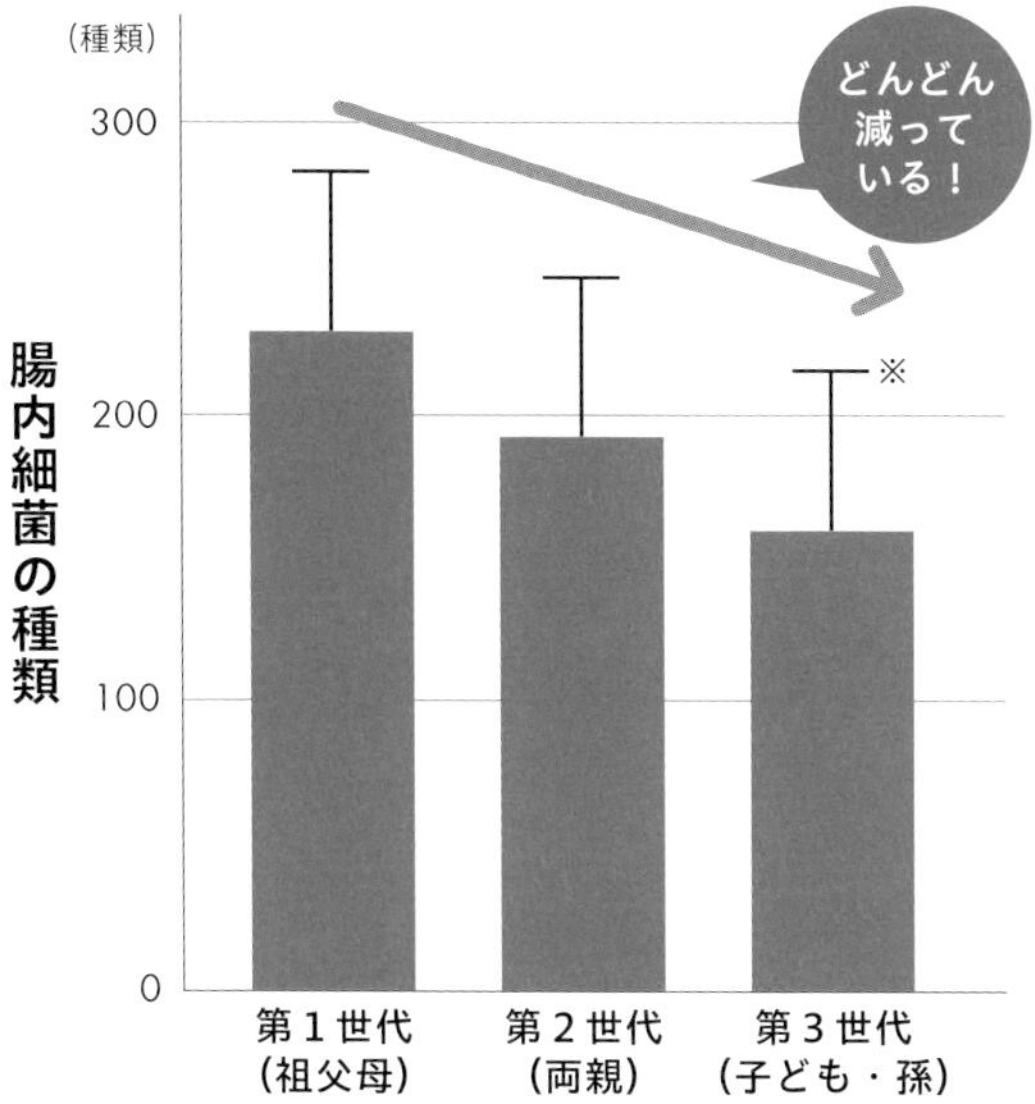

京丹後市の同一家系の3世代の腸内フローラの多様性を調査。祖父母→両親→子ども・孫と、腸内細菌の種類が減少。世代が進むごとに家系で培われた腸内細菌が失われている事実が明らかに。

※上の黒い線は値のばらつきを示すものです。

資料提供／内藤裕二

べられるようになりました。日本人にあまり見られなかった潰瘍性大腸炎やクローン病、大腸がんなどの疾患が、1980年頃を境に急増しています。また、メタボリックシンドロームやアトピー性皮膚炎、糖尿病やうつ病の患者も増加しており、その一因は、腸内フローラの乱れにありました。**日本人が受け継いできた腸内細菌のいくつかが消滅したという報告もあり、腸内フローラの多様性が損なわれつつあります**。

食生活だけではありません。さまざまな抗菌物質や抗菌薬、農薬などによっても腸内細菌は失われてしまいます。先祖からもらった菌のおかげで保っていた免疫力を、次の世代に引き継げなくなるかもしれません。

菌が少しでも残っていれば、そのエサとなる食物繊維を摂取することで、少しずつ数が戻る可能性もあります。昔の食事を見習って、高脂肪食を減らし、食物繊維をたくさん取り入れる食事に変えていきましょう。

column 1

「菌が生きたまま腸に届く」のは、うそ？　本当？

ビフィズス菌は代表的な有用菌ですが、酸素に触れると死滅してしまいます。ですから、多くの場合、ビフィズス菌や乳酸菌を生きたまま大腸に届けることはできません。「生きたままビフィズス菌を届ける」をうたい文句にしているヨーグルトもありますが、ふたを開けて空気に触れた時点で死んでしまいます。ビフィズス菌を生きて腸まで届けるにはカプセルに入れるなどの工夫が必要なのです。生きて届いたならば、免疫力を上げる効果や発がんの抑制といった効果がありますが、死菌には効果がありません。

しかし、誤解しないでほしいのは、ヨーグルトを食べるのが良くないというわけではありません。ヨーグルトは発酵食品なので、腸内細菌のエサとなるからです。

乳酸菌も有用菌の代表選手ですが、ビフィズス菌と異なるのは、ビフィズス菌が大腸ではたらくのに対し、乳酸菌は小腸ではたらくこと。そして、小腸にすんでいる腸内細菌は、生きた菌でなくても（死菌でも）、免疫効果を高める、コレステロール値を下げる、がんを抑制する、アレルギー性の炎症作用を抑えるなどの効果を発揮します。

第2章

老化・不調の根源！腸内環境を整える

第2章では、自分の腸を知り、
腸の状態を改善して健康長寿になるための
腸の育て方を紹介します。

自分の腸を知ることが老化防止の第一歩

腸内環境の多様性を保つことが老化防止のポイント

腸内環境の状態は老化と強い関係があります。第1章で述べたように、酪酸産生菌が増えると免疫力も上がり、サルコペニアの予防にもなります。また、腸と脳には密接な関係があり、腸が健康だとほかの臓器にかかわるさまざまな病気も防ぐことができます。腸内環境を良好に保つポイントを学んでいきましょう。

一番良い腸内環境の状態は、さまざまな腸内細菌が生息し、腸内細菌の多様性が保たれていることです。この多様性は、日々の食生活や生活環境で大きく変わります。都市化や工業化が進む現代社会ですが、抗菌剤や抗生物質をふんだんに使うきれいすぎる環境などでは、有用菌も殺すことになってしまい、腸内細菌の多様性が失われてしまいます。

食生活では、手軽にさまざまな食事を選べるようになりましたが、好物だからといって同じものばかり食べると腸内に生息する細菌がかたよりますし、ファストフードや肉、スイーツなどの高カロリー・高脂肪・糖質過多な食事を続けていると、悪用菌が勢力を増して有用菌が減少します。33ページで紹介したように、長寿者が多い京丹後市の人ですら、同じ家系でも若い人ほど多様性が失われています。都市化や食生活の変

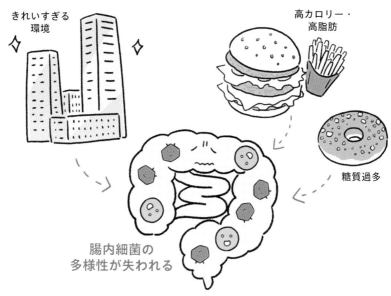

腸内環境は生活習慣や生活環境からも影響を受けます。糖質過多や高脂質の食事や、きれいすぎる環境も腸内細菌の減少につながると言われています。

化によって、腸内環境が少しずつ悪化していることが原因と考えられるでしょう。

まずは自分の現状を知っておこう

良い腸内環境のために食生活や生活習慣を意識することも重要ですが、その前に、**まずは自分の腸内環境が今どんな状態にあるかを知っておきましょう**。毎日排便があるからといって、必ずしも腸内が健康とは限りません。腸内細菌はかたよっていないか、たくさんの種類の有用菌がすんでいるかなど、これからの人生で一番若い〝今〟の現状を知って、必要があれば改善していくことが重要です。来たる人生１００年時代に向けて、多様な腸内細菌を育てていきましょう。

では、どうやって腸内環境の状態を知ることができるのでしょうか。身近な方法から、次ページ以降で詳しくお伝えします。

医師の金言

便の状態から自分で腸内環境をチェック

見た目、におい、頻度を総合的に見て判断

今の腸内環境を自分でチェックする一番簡単な方法は、便を観察することです。

39ページの図は、「ブリストル便性状スケール」と呼ばれるもので、色や形で便を7種類に分類しています。タイプ1〜7と排泄した便を比べることで、腸の様子を知ることができます。チェックポイントは、「見た目」「におい」「頻度」の3つです。

良い便はなめらかで臭くない

健康的な便は、表面がなめらかで軟らかいソーセージ状か、へびのようにとぐろを巻く便です。理想はタイプ4ですが、タイプ3〜5であれば正常な便と言えます。日本人は約6割がこのタイプです。硬くコロコロした状態の便や軟らかすぎる便の場合は、腸内環境が乱れている可能性があります。

においは、腸内フローラが良好な状態であれば、実はあまり強くありません。しかし、腸内フローラのバランスがくずれて、ウェルシュ菌などの悪用菌が増えている状態だと、腐ったゆで卵のような不快なにおいを発するようになります。このにおいの正体は、悪用菌が生み出すアンモニアや硫化水素といった腐敗物質です。

ブリストル便性状スケール

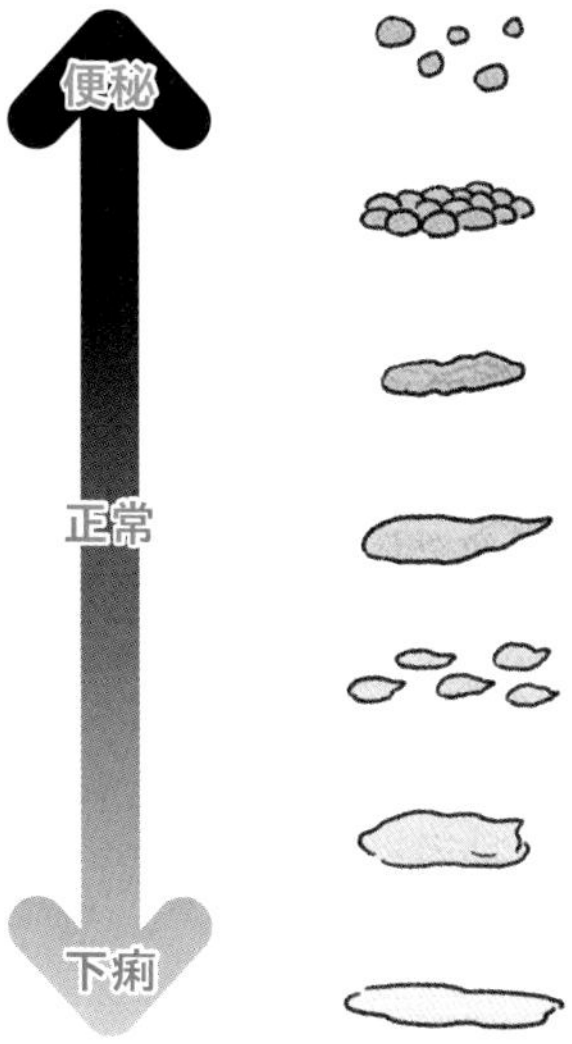

タイプ1	**コロコロ便**	硬くてコロコロしたうさぎの糞のような便
タイプ2	**硬い便**	短く固まった硬い便
タイプ3	**やや硬い便**	表面にひび割れのあるソーセージ状の便
タイプ4	**普通便**	表面がなめらかで軟らかいソーセージ状、またはとぐろを巻く便
タイプ5	**やや軟らかい便**	はっきりとしたしわのある、軟らかい半分固形の便
タイプ6	**泥状便**	境界がほぐれてふにゃふにゃで不定形の便
タイプ7	**水様便**	水っぽく、固形物をあまり含まない液体状の便

肉食中心で悪用菌のエサとなるたんぱく質や脂肪をとりすぎている人は、便だけでなくガスのにおいもきつくなってしまいます。

便のチェックを毎日の習慣に

理想的な便の色は黄色がかった茶色です。便の色が濃い場合は、脂肪のとりすぎが疑われます。真っ黒な便は上部消化管の出血、赤い便は大腸の出血が疑われますので、すぐに病院で診てもらいましょう。

週に3日以上、定期的にお通じがあれば腸内フローラの状態は良好と言えます。しかし、強くいきまないと出ない場合や、残便感があるときは、腸内環境が良好ではない可能性があります。

また、毎日便通があっても腸内環境が乱れている場合もあるので、頻度だけでは判断できません。形やにおいもあわせて総合的に判断しましょう。

医師の金言

腸から若返るには

腸年齢は実年齢とは異なる

同じ年齢でも若く見える人と老けて見える人がいて、老化のスピードが異なるように、腸にも老化の速い・遅いがあります。私は、それぞれの腸内フローラを解析することで、腸の生物学的年齢＝腸年齢時計gAge™（ジーエイジ：gut clock of aging）が作れないかと考えています。腸内細菌や、腸内細菌が作り出した代謝物を解析し、判断するものです。

腸年齢時計を維持、または戻す（＝腸を若く保つ）要因や、逆に進める（＝老化が加速する）要因が科学的に明らかになれば、戦略的に腸を若く保つための食生活や行動をとることができます。近い未来、老化のスピードをゆるめ、健康寿命を伸ばすことができるかもしれません。

何が腸年齢を加速させる？

腸内細菌の多様性が失われて酪酸産生菌やビフィズス菌などの有用菌が減少し、悪用菌が勢力を増している状態は、腸年齢を加速させてしまいます。**このような腸内環境は、高脂肪食や砂糖・塩分の多い食事、精製された米（白米）などの穀物をたくさん食べると引き起こされます**。また、食品添加物や人工甘味料なども加齢の原因に。避けるようにしましょう。

腸年齢時計「gAge《ジーエイジ》™」

← 維持・戻す	進める →
● 腸内細菌の多様化	● 腸内細菌の多様性低下
● 健康的な食生活（日本食・地中海食・抗炎症食）	● 不健康な食事（高脂肪食、高単糖食、高塩分食）
● 適度な運動	● 酪酸産生菌やビフィズス菌の減少
● 腸内細菌がアミノ酸、短鎖脂肪酸、ポリアミン、胆汁酸を生み出している	● 抗生物質、胃酸分泌抑制薬の摂取
	● 食品添加物、人工甘味料
	● 環境汚染物質、都市化、工業化

有用菌を増やして腸年齢を若返らせる

良い腸内環境の条件をおさらいすると、腸内細菌が多様であること、その中で有用菌の割合が多いことです。有用菌の例には、みなさんもご存知のビフィズス菌や乳酸菌が挙げられます。腸内の有用菌は、抗加齢成分のポリアミンや、腸年齢を若く保ってくれる短鎖脂肪酸などを作り出します。実際に、早老症のネズミに健康なネズミの腸内細菌を移植すると、その代謝物の胆汁酸によって寿命が回復することが明らかになりました。

有用菌を増やすためには、食生活が重要なポイントです。健康に良いとされる日本の和食は、**魚が中心で、野菜や海藻、豆類、発酵食品を活用しており、脂質も少なくヘルシー**です。実際に、こうした食事が腸内細菌を改善させることも、調査でわかってきています。腸に良い食事を意識して、腸年齢を若返らせましょう。

医師の金言

腸年齢&生活習慣をチェック

生まれた環境や生活習慣から判断できる

腸の状態を表す「腸年齢」を、食生活や生活習慣からチェックする方法があります。

43ページのチェックリストは、多くの論文を参考に私が考案したものです。当てはまる項目を数え、次の式で計算してみましょう。

腸年齢＝（実年齢－（Aの合計数））＋（Bの合計数）

たとえば、実年齢が60歳で、Aの合計数が4つ、Bの合計数が2つなら、腸年齢は（60－4）＋2＝58歳となります。

食事を改善して腸を育てよう

腸年齢が高くても悲しむことはありません。**腸内環境は努力によって変えられます。**今から腸内フローラに新しい腸内細菌を定着させることは難しいですが、腸内にいる有用菌のエサになる食材を多く摂取すれば、悪用菌よりも有用菌を多くすることはできます。その結果、腸内環境が改善し、腸年齢も若返るのです。「腸活《ちょうかつ》」という言葉もあるように、腸のために良い生活を心がけ、続けることが大事です。継続していけば、結果として腸年齢にも良い変化が見えてきます。腸内環境を自分で育てていきましょう。

チェックリストA

- □ 豆腐、厚揚げが好き
- □ 塩分は制限している
- □ 玄米、麦などの全粒穀類を3食に1回は食べる
- □ 朝食後に便が出ることが多い
- □ 見た目が若いと言われる
- □ 発酵食品が好き
- □ スープよりみそ汁が好みである
- □ 田舎、地方の出身である
- □ 3人以上のきょうだいがいる
- □ 週に3回以上運動をしている
- □ 深夜0時までには就寝している

合計（　　）個

チェックリストB

- □ 朝食をとらないことが週に4日以上ある
- □ 外食が週に4回以上ある
- □ コーヒーには砂糖を入れる
- □ アルコール飲料を週に4回以上飲む
- □ 野菜不足だなと思う
- □ 牛・豚・羊など肉類が好き
- □ 便秘である
- □ いきまないと便が出ないことが多い
- □ コロコロした便のことが多い
- □ おならや便が臭いと言われる
- □ 仕事の日も休日でも運動不足である
- □ タバコを吸う
- □ ストレスを感じている
- □ 寝不足である
- □ 肌荒れや吹き出物で悩んでいる
- □ 胃酸分泌抑制薬を飲んでいる
- □ 抗生物質をよく服薬する
- □ コンビニをよく利用する
- □ 仕事や買い物には車で出かける

合計（　　）個

（実年齢－（Aの合計数））＋（Bの合計数）

＝腸年齢　　歳

医師の金言

腸内環境を専門的に解析する

自分の腸内細菌の状態が客観的にわかる

多くの腸内細菌は空気に触れると死んでしまうため、これまでなかなかその正体を知ることができませんでした。しかし、21世紀に入って腸内細菌の研究は急速に進み、今では腸の健康状態を把握する検査がさまざまな病院や研究機関で実施されています。

家庭で自分の腸内細菌を検査できるキットもあります。一般的な方法としては、まず自宅で便をごく少量採取し、質問票に必要項目を記入して調査機関に送ります。質問票では、喫煙・飲酒の有無、食生活、運動習慣、睡眠時間などを回答します。その後、調査機関で質問票の内容と便の状態をもとに腸内環境が解析され、数週間後に紙やデータで結果が送られてくるという流れです。

腸内細菌のバランスのほか、将来の病気のリスクもわかる

検査からは、さまざまなことがわかります。項目は検査によっても異なりますが、たとえば「Ｆｌｏｒａ Ｓｃａｎ®※」というサービスは、約１８００人の腸内フローラのデータベースと照合して、便からその人の腸内フローラのタイプ（詳しくは46ページを参照）を解析できます。さらに、有用菌と悪用菌のバランス、

腸内フローラ検査の流れ

1. 医療機関などで検査キットを購入し、会員登録

2. 検査キットで便を採取＆質問票に回答

1）採便用シートを便器に置き、シート上に排便

2）採取容器で検体（便）を採取

3. 採取した便を研究機関に送る

4. 数週間で、専用サイト上から検査結果を確認できる

検査でわかること

・腸内細菌の構成
・自分の腸内フローラのタイプ
・生活習慣病や疾患のリスク
・腸内環境の変化　など

腸内細菌の多様性、酪酸産生菌の保有割合、将来の疾患リスクとの関連性も明らかにします。つまり、**腸内細菌の状態から、今後どんな病気にかかりやすいかがわかるのです。**結果と一緒に、生活習慣や食生活の改善ポイントなども教えてくれるので、健康維持に役立てることができます。

継続して調べることで健康維持

腸内の様子を直に目で見ることはできませんが、これまで紹介したセルフチェックである程度、腸内の状態を知ることはできます。さらに、専門機関による調査を行うことで、より具体的な腸内環境を把握することができます。**時間を置いて定期的に便を調べ、腸内環境の変化を継続的に見ていく**のが良いでしょう。腸内細菌の様子を知ることで、食生活や生活習慣を改善するきっかけにしてほしいと思います。

※ Flora Scan® = 京都府立医科大学、摂南大学、株式会社プリメディカの共同研究により実現した検査サービス。

医師の金言

日本人の腸内細菌5大タイプ

腸内細菌のタイプごとの特徴と病気のリスク

これまでの研究で、日本人約1800人の便を遺伝子解析した結果から、腸内フローラのタイプをAからEの5つに分類することができました。質問票で食生活に気をつけているなどと回答した、いわゆる健康な人に多く見られたのは、タイプE（35・8％）とタイプB（26・6％）でした。この2タイプも構成される腸内細菌の種類やバランスは違います。同様に健康を意識している人であっても、**食生活によってタイプが異なる**ことがわかりました。

タイプBの人は有用菌が多く、中でも脂肪の吸収を抑える〝ヤセ菌〟として注目されているバクテロイデス菌や、炎症を抑制する酪酸産生菌のフィーカリバクテリウムといった腸内細菌が多いことが特徴です。

タイプEは、食物繊維の摂取量が多い人によく見られるプレボテラ属の有用菌が多く、ヘルシー志向の高い人であることがうかがえます。

タイプA、C、Dは腸内環境のバランスが良くない状態で、将来さまざまな病気になるおそれがあります。たとえば、健康なタイプEと比べると、糖尿病のリスクはタイプAで12・5倍、タイプDで12・7倍、心血管疾患になるリスクは、タイプAで14倍、タイプ

日本人の腸内細菌タイプ

病気リスク高
タイプA
「たんぱく・脂肪タイプ」
動物性たんぱく質と脂質を多く摂取している。

健康
タイプB
「バランス食タイプ」
三大栄養素をバランス良く摂取している。
腸内細菌の種類No.1 ！

タイプC
「アンバランス食タイプ」
炭水化物ばかりを摂取しており、ほかの栄養素が不足している。

病気リスク高
タイプD
「たんぱく・脂肪・糖タイプ」
たんぱく質、脂質、糖質の摂取量が多い。

健康
タイプE
「ヘルシー食タイプ」
脂質の摂取量が少なく、栄養素をバランス良く摂取している。

Takagi T, et al. Microorganisms 2022, 10: 664.

Dで9倍も高いという調査結果が出ています。

食生活を改善して腸内フローラタイプを変えよう

普段甘いものや油っこいものが好きな人はがっかりしてしまったかもしれませんが、**腸内細菌タイプは自分の努力によって変えることができます。**たとえば、タイプDの人は、肉食中心の生活を改め、脂肪や砂糖の量を減らすことで、ヘルシーなタイプEになることも可能なのです。

食生活を改善していくと、最短で約2週間、平均でもおよそ4週間で腸内環境に良い変化が見られます。裏を返せば、タイプEやBの人であっても、不規則な生活を続けているとあっという間に腸内フローラの状態が悪化してしまいます。腸に良い食生活を意識し、継続していきましょう。

医師の金言

「発酵」で良い腸に変える！

腸内環境改善のキーワードは「発酵」

腸内環境は、努力次第で変えることができます。有用菌を増やし、悪用菌を減らせば良いのです。

そのために**もっとも重要な栄養素が食物繊維**です。食物繊維は有用菌の大事なエサとなります。有用菌が食物繊維を分解することで「発酵」が進みます。その過程で、体に良いはたらきをする短鎖脂肪酸を作り出すのです。一方、悪用菌は「腐敗」を起こし、体に悪い物質を生み出します。腸内細菌が良い方向に働く＝発酵、悪い方向に働く＝腐敗と覚えましょう。

発酵を活性化するには、有用菌のエサとなる食物繊維を積極的に摂取すること、逆に悪玉菌が好む高脂肪・高たんぱくな食事や、糖分・塩分を控えることが必要です。こうした方法はすぐに結果が出ないと思われるかもしれませんが、腸内では24時間365日発酵が行われています。やみくもに筋トレやダイエットで体質改善にチャレンジするよりも、まずは食べ方を変えて腸内環境を生まれ変わらせるほうが、ずっと簡単で効果を実感しやすいのではないでしょうか。

短鎖脂肪酸は腸の味方

有用菌の発酵によってできる「短鎖脂肪酸」は、体に不可欠な成分です。**短鎖脂肪酸の仲間には、代表的**

「発酵」と「腐敗」

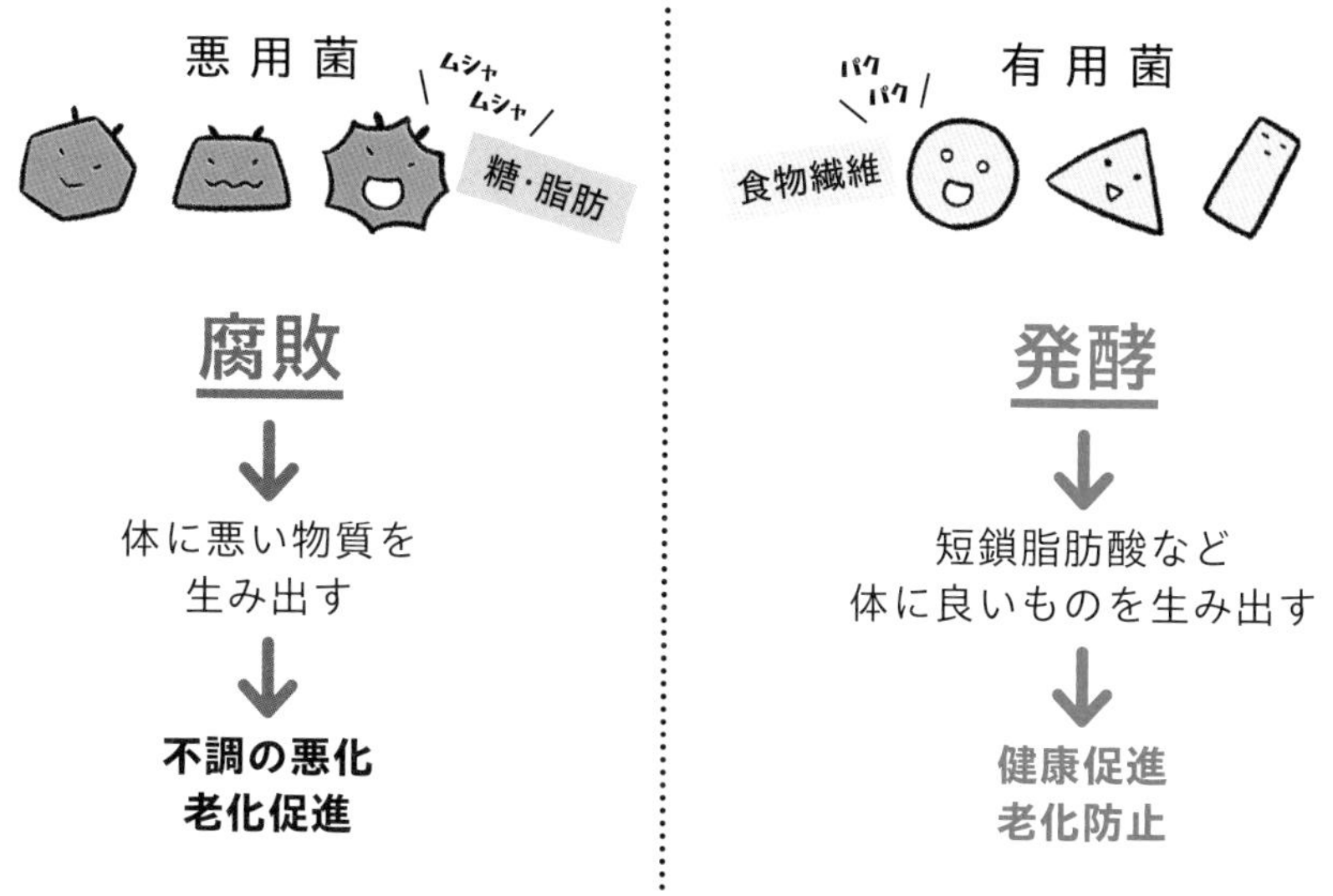

なものとして、酪酸、プロピオン酸、酢酸などがあります。**これらの短鎖脂肪酸は、腸内の細胞のエネルギー源となります**。また、短鎖脂肪酸によって腸内が弱い酸性になるため、悪用菌の増殖を抑え、腸内環境を整えてくれます。それだけでなく、血糖値・血圧の調整、免疫を高めて病気のリスクを下げるなど、体全体にも良い効果をもたらしてくれます。老化を進行させる炎症を抑える作用もあるので、老化防止にも有用な存在です（130ページ参照）。

ただ、短鎖脂肪酸自体はにおいや味が強く、食べ物や飲み物でとりづらいという難点があります。そのため、**食物繊維をたくさんとって、腸内の有用菌に作ってもらうのが最善策**と言えます。

食物繊維には種類があり、中でも重要なのは短鎖脂肪酸をたくさん作り出してくれる水溶性食物繊維です。次項で詳しく紹介していきます。

医師の金言

最高のエサで有用菌を増やすべし

常在菌のメンバーは変えられなくても有用菌の数は増やせる

「生きたままビフィズス菌を腸に届けられる」といったうたい文句の食品を見聞きすることが増えました。実は多くのビフィズス菌は酸素に触れると死んでしまうのですが、食品技術の進歩によって確かに生きたまま腸に届けることは可能になりました。ただ、第1章で述べたように、腸内に常にいる細菌のメンバー（常在菌）は3歳までに決まり、後からいくら有用菌を摂取しても受け入れてもらえません。せっせとビフィズス菌を取り入れても定着はできないのです。

でも、がっかりすることはありません。新たな有用菌を増やすことはできなくても、**有用菌が好むエサを摂取することで、自分の常在菌の中にいる有用菌を増やし、腸内環境を良くすることはできる**からです。新たな菌を入れるより、今いるあなたの菌を大事にしましょう。

腸のためには水溶性食物繊維がおすすめ

腸内細菌のエサとなる食物繊維には、水に溶けやすい水溶性食物繊維と、水に溶けにくい不溶性食物繊維があります。不溶性食物繊維には、便のかさを増やしてお通じを良くしてくれるというはたらきがあるので、腸内環境のためには積極的に取り入れてほしいのです

食物繊維を多くとれる食材

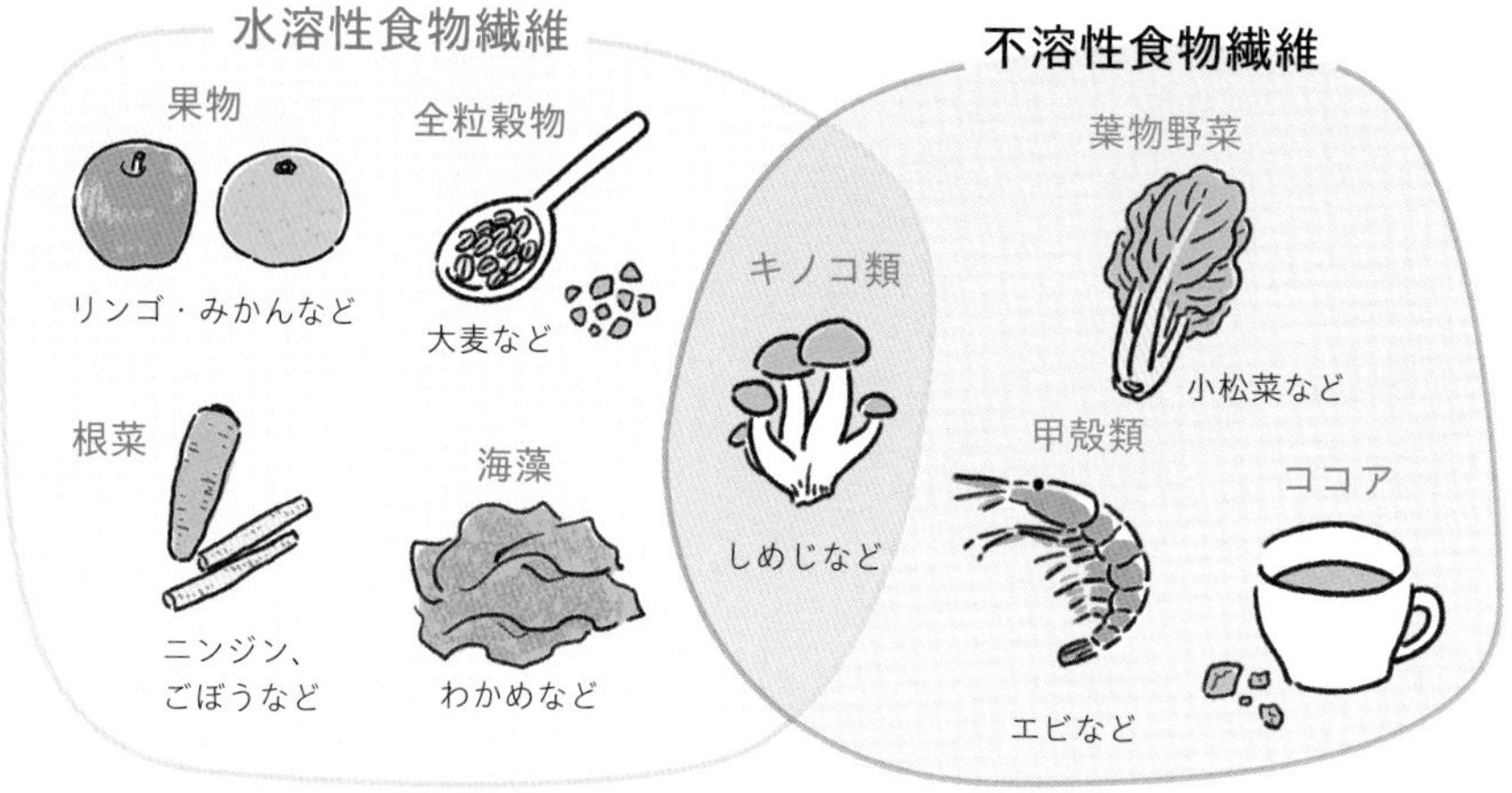

発酵につながる水溶性食物繊維と便秘解消に効果的な不溶性食物繊維の違いを理解して、それぞれの含まれる食材をバランス良く取り入れていきましょう。

が、腸内細菌のエサとしておすすめなのは、水溶性食物繊維のほうです。なぜなら、**水溶性食物繊維のほうが発酵性が高く、腸内で短鎖脂肪酸をたくさん生み出してくれる**からです。そのほか、水溶性食物繊維は水に溶けてどろどろになり、脂肪や糖を絡め取って体外に排出してくれるという効果もあります。

水溶性食物繊維が多い食材は野菜＆穀物

水溶性食物繊維は、**わかめやひじきなどの海藻類、えのきやなめこなどのキノコ類、イモ類、大麦、オーツ麦、根菜など**に多く含まれます。不溶性食物繊維にも発酵性が高いものがあり、全粒穀物などに含まれるレジスタントスターチがその1つです（89ページ参照）。水溶性と不溶性のどちらも含む食材もあるので、目的に合わせて普段の食事に少しずつ足していけば、老化防止に最適な食物繊維リッチの食生活に近づきます。

医師の金言

老化防止効果のある「酪酸産生菌」

注目の有用菌「酪酸産生菌」

腸内細菌のうち、ビフィズス菌や乳酸菌は有用菌としてよく知られていますが、最近注目が高まっているのが酪酸産生菌です。**酪酸産生菌とは、酪酸を作り出す菌のこと。酪酸は、肥満を防いだり、炎症を抑えたりと、老化の防止にも効果があり、体に良いはたらきをしてくれる短鎖脂肪酸のうちの1つです。酪酸は酪酸産生菌だけが作り出すことができます。**

酪酸は大腸のエネルギー源であり、悪用菌の発生を抑制してくれます。また、酪酸が大腸の代謝を活発にさせることで、腸内の酸素が消費されます。その結果、酸素を嫌うビフィズス菌やほかの有用菌がすみやすい環境にもしてくれるのです。免疫力が高まり、炎症を抑制する効果も得られます。

エサはやっぱり水溶性食物繊維

腸内環境を良くして腸の老化を遅らせるためには、腸内に酪酸を作ってくれる酪酸産生菌を増やすことが有効です。そのためには、酪酸産生菌のエサになるものをたくさん食べましょう。

酪酸産生菌が好むものは、やっぱり食物繊維。中でも水に溶けやすい水溶性食物繊維が好物です。

「腸内細菌のエサになる」とは、実際に腸内細菌が食

酪酸産生菌のはたらき

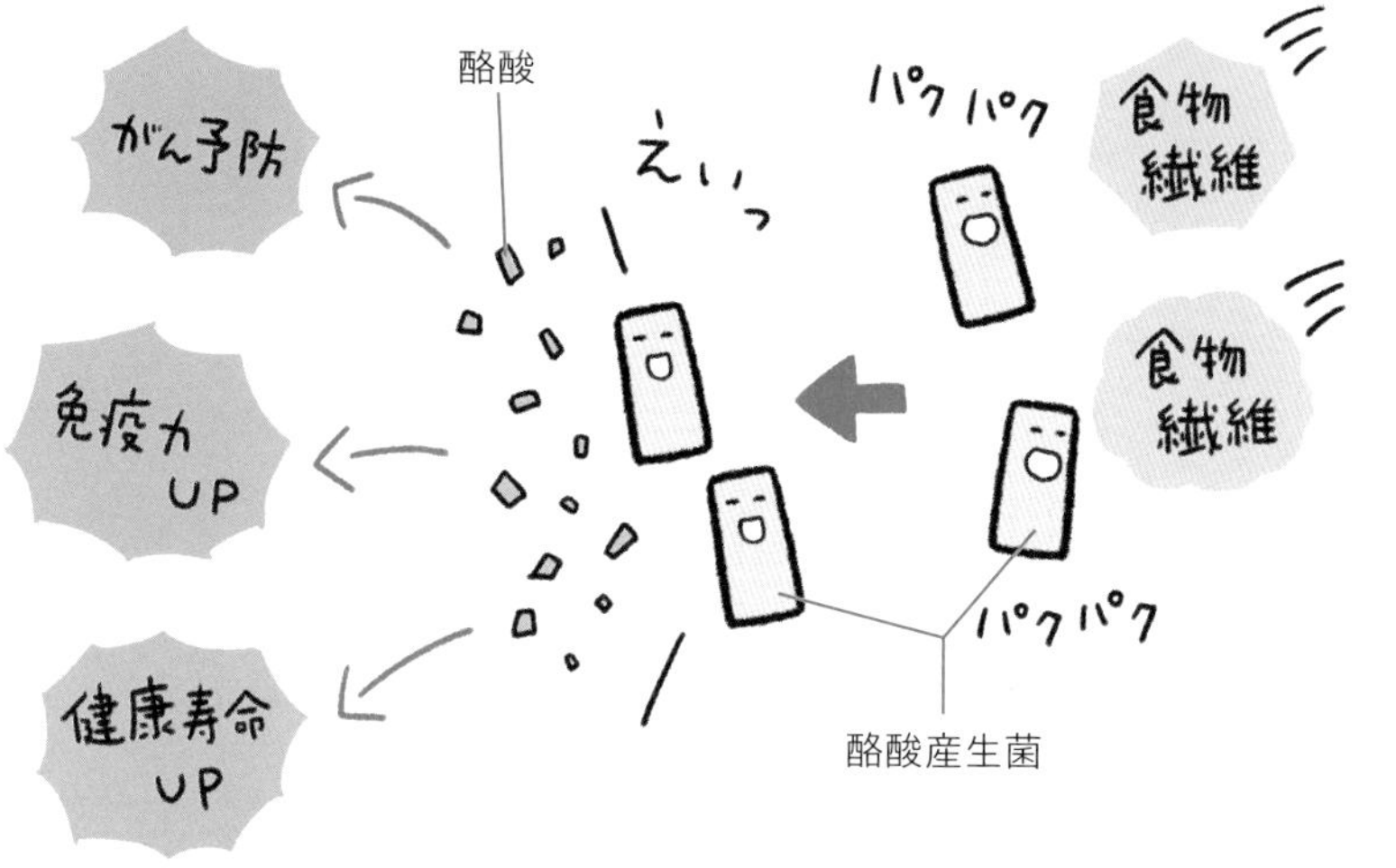

体に取り入れた水溶性食物繊維は酪酸産生菌のエサになり、生み出された酪酸が免疫力やがん予防といった効果につながります。積極的に摂取しましょう。

べるのではなく、腸内細菌が、エサとなるものを分解して別の物質を作り出す（＝代謝する）こと。48ページで紹介した「発酵」は、このプロセスを指しています。酪酸産生菌は、食物繊維を代謝して、体に良い酪酸を生み出してくれるのです。

腸内の多様性を保つことも忘れずに

食物繊維を普段の食事でたくさん食べるのが大変な場合は、サプリメントでとるという方法もあります。

ただし、**特定の食物繊維ばかりを摂取しすぎると、その食物繊維を好む菌ばかりが増え、腸内フローラにとってもっとも重要な多様性が失われる**ので注意が必要です。

また、酪酸産生菌を増やすためには、適度な運動も有効です。良い腸内環境のためには、食事と運動の両面から気をつけていきましょう。

医師の金言

日本人は圧倒的な食物繊維不足！

食の欧米化が食物繊維不足を招く

一汁三菜を基本とした日本食は、低カロリーで栄養バランスにすぐれているだけでなく、実は食物繊維も豊富です。昔の日本人は、意識しなくても1日20gの食物繊維を摂取できていました。

ところが1980年頃を境に、急速に食の欧米化が進み、動物性たんぱく質や動物性脂肪、乳類の摂取が増え、反対に食物繊維の摂取量は激減。その結果、日本人の腸内は、食物繊維をエサとする有用菌が減少し、代わりに動物性脂肪や動物性たんぱく質をエサにする悪用菌が増えてしまうようになりました。もともと日本人には、有用菌の1つであるビフィズス菌が多いという特徴がありましたが、**食の欧米化によって、腸内フローラも欧米化**してしまったのです。

この腸内環境の変化によって、たとえば過敏性腸症候群や潰瘍性大腸炎、クローン病、大腸がんのような、以前の日本人にはあまり見られなかった疾患が急増しているとも言われています。

70年前の食物繊維摂取量から大激減！

日本人の食物繊維の1日の摂取量は、戦後すぐの1950年は20・5g／日でしたが、2018年には14・4gと大きく減少しました。2020年に国が発

日本人の食物繊維摂取量の減少

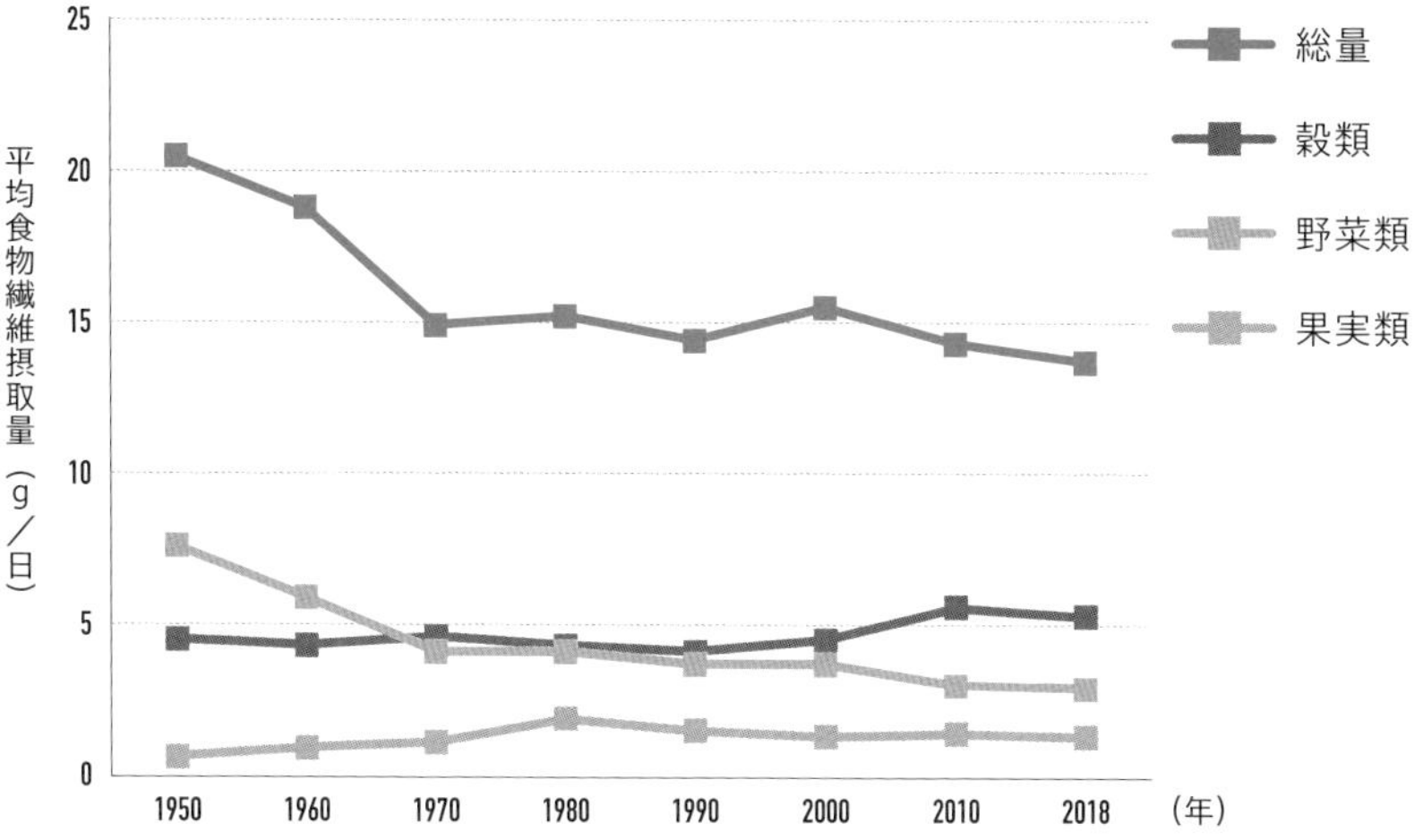

出典：国民健康・栄養調査 Nakaji S, et al. Eur J Nutr 2002; 41: 222-7.

表した「日本人の食事摂取基準（2020年版）」では、**食物繊維の1日の目標摂取量は、成人男性で21g／日、成人女性で18g**／日ですが、全く足りていません。**欧米では、生活習慣病やがんの予防には24g／日以上の食物繊維を摂取するのが効果的と言われています。**日本人の食物繊維摂取量は圧倒的に少ないのです。

糖質ダイエットがさらなる不足を招く…

戦前戦後は食物繊維を多く含む玄米や麦をよく食べていましたが、近年では主食といえば白米が主流です。さらに、糖質ダイエットブームの影響で、主食自体を食べない人も増えています。

「ごはん＝炭水化物、糖質」と思いがちですが、実は食物繊維が豊富に含まれています。ごはんを食べなければ、その分だけ総合的な食物繊維摂取量も減ってしまうのです。

医師の金言

食物繊維は野菜だけでは補えない

あと10gの食物繊維を

前項で紹介したように、「日本人の食事摂取基準」を満たすためには1日にあと4～10g、欧米の基準では1日にあと10g以上の食物繊維をとる必要があります。**食物繊維10gをとるには、バナナなら9本分、レタスなら中3個分、キャベツなら2分の1個分を食べる必要があります。**食物繊維なら野菜をとればOK、と考えている人も少なくないと思いますが、野菜は水分も多いため、食物繊維を効率良くとるにはあまり向いていないのです。コンビニで小さなサラダパックを買って食べているくらいでは全然足りないのが現実です。

効率の良い食物繊維を選ぶ

1日にあとプラス10gをクリアするには、できるだけ食物繊維量が豊富な食べ物を選ばなければなりません。生野菜よりも、発酵性の高い水溶性食物繊維を含む食材をとりましょう。代表的なものには、穀物に含まれるβ－グルカン、アラビノキシラン、根菜に含まれるイヌリン、豆類に含まれるオリゴ糖、果物（特に緑のキウイ）に多く含まれるペクチンなどがあります。

発酵性食物繊維を多く含む食品は、水溶性食物繊維を多く含む食品とほぼ同じです。51ページで紹介した根菜、果物、イモ類、キノコ類、海藻類、豆類、穀物

100g当たりの食物繊維量

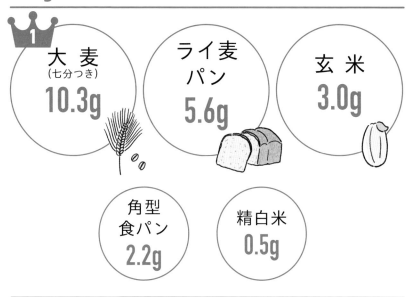

1 大麦（七分つき） 10.3g

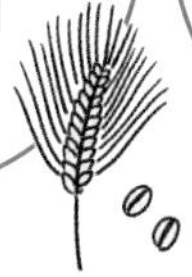

ライ麦パン 5.6g

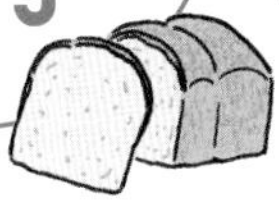

玄米 3.0g

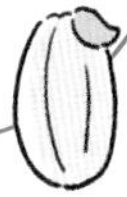

角型食パン 2.2g

精白米 0.5g

が代表的。中でも穀物は主食になるものが多く、量をとりやすいので、効率の良い食材と言えるでしょう。

ごはんの場合は、**白米より玄米**をおすすめします。玄米には100g当たり3gの食物繊維が含まれています。これは、白米の6倍。お茶碗1杯当たりのごはんが150gとすれば、玄米ならお茶碗2杯で約4gの食物繊維をとることができるのです。白いごはんで同じ量を摂取しようと思ったら、その6倍の12杯も食べなければなりません。

玄米以外では、胚芽米《はいがまい》や五穀米《ごこくまい》、大麦、古代米といった、**精米されていない色のついた穀物が食物繊維を多く含んでいます**。特に大麦は食物繊維が豊富です。ごはんを炊くときに少し大麦を足すだけでも手軽に食物繊維をプラスすることができます。パンを食べる場合も、白いパンではなく、全粒粉《ぜんりゅうふん》を使ったものを選ぶようにしましょう。

医師の金言

植物由来の「プラントベース」でいつまでも若くいよう

アメリカでは、NAD+を作り出すNMNというサプリメントも開発されています。ネズミを使った実験では若返りが認められ、人にも効果があることが証明されつつあります。そう遠くないうちに若返り薬が販売されるようになるかもしれません。

レッドミートは100g以下で

若返りに効果のあるビタミンB_3を多く含む野菜をしっかり食べること、また、悪用菌のエサとなる動物性たんぱく質を控えることが、老化防止には効果的です。

豚・牛・羊などのレッドミート（赤肉）は、悪用菌を増やすだけでなく発がんリスクもあるため、食べすぎ

若返り効果のあるビタミンB_3

近年、老化を予防したり遅らせたりする物質を含む食べ物の研究が進んでいます。最近では、体内にある**NAD+という物質が老化を遅らせる**ことがわかってきました。筋肉の機能回復や、脳の神経を再生させるといったはたらきを持っています。体内のNAD+は**加齢によって減少していきますが、ビタミンB_3（ナイアシン）を含む食べ物から作ることもできるのです。**

ビタミンB_3を含む食べ物のうち、腸に良いものを考えると、枝豆、ブロッコリー、キャベツ、トマト、キノコなどの野菜で取り入れるのがおすすめです。

老化に関係する食材

老化が進むレッドミート　　NAD⁺が増える食材

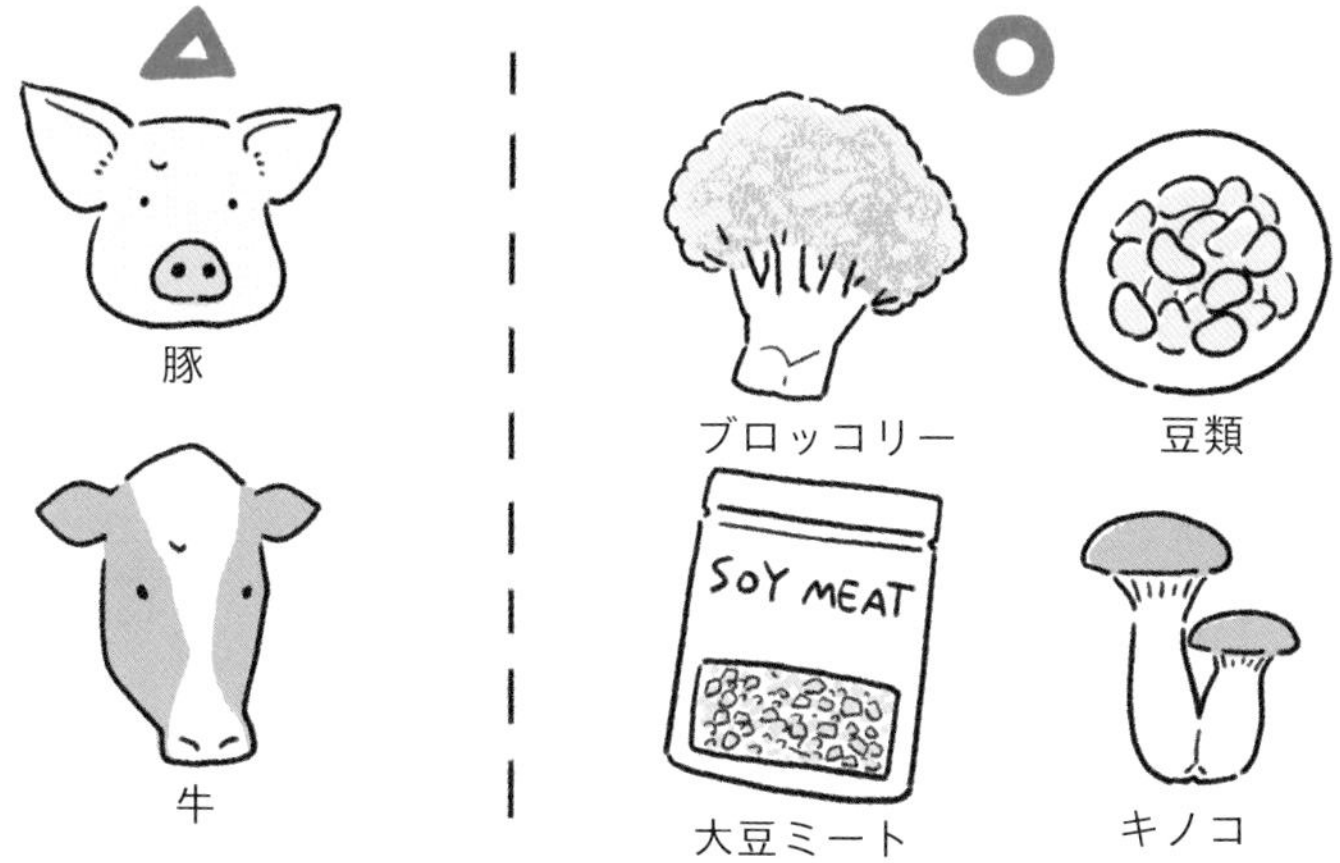
△
豚
牛
○
ブロッコリー
豆類
SOY MEAT
大豆ミート
キノコ

プラントベースの食品を摂取することが老化防止の秘訣です。レッドミート中心の生活をしている人は、まずは少しでも量を減らすことを意識しましょう。

には注意です。国立がんセンターが行った調査で、レッドミートの摂取量が男性で1日100g以下、女性で80g以下であれば、がん発症のリスク上昇はないという結果も出ています。少量なら食べても問題はありませんが、日常的に赤肉などの動物性たんぱく質を制限し、魚や、鶏肉のささみを中心にするのがおすすめです。

大豆ならたんぱく質も食物繊維もとれる

「筋肉をつけるためには肉を食べたほうがいいのでは」と言う人もいるかもしれませんが、実は、**筋肉量と動物性たんぱく質の摂取量は相関していない**ことが証明されています。人間の体にたんぱく質は必要ですが、それが動物性たんぱく質である必要はありません。大豆ミートなど、大豆を中心に植物性（プラントベース）のたんぱく質を選べば、食物繊維もたくさんとれて腸内フローラを良好に保つことができます。

医師の金言

「百寿者」が多い長寿村・京丹後市

百寿者が全国平均の3倍の自治体

日本人の平均寿命は、2021年時点で男性が81・47歳、女性が87・57歳です。そんな中、**100歳以上の長寿の人（百寿者）が、全国平均の約3倍もいる、京都府京丹後市**を知っていますか？

男性の長寿世界一で知られる木村次郎右衛門さん（2013年逝去　享年116歳）が住んでいたのが、この地域です。

実は驚くべきことに、京丹後市だけでなく、その周辺の地域でも100歳以上の「長寿者」の割合が高くなっています。

病気のリスクも低く血管年齢も若い

京丹後市の男性の死亡原因を全国のデータと比較したところ、大腸がんは20・6％、心筋梗塞は10・3％、心不全は30・0％も少ないことがわかりました。さらに京丹後市の高齢者は、血管年齢が若く、実年齢が80～100歳でも、血管は60～70代の若さを保っているというデータもあります。

なぜ京丹後市の人は長寿で健康なのか。その秘密を知るために、2017年より、京都府立医科大学では、現地の市立弥生病院と共同で分析を開始しました。京丹後地域に暮らす65歳以上の住民を対象に、職業、学

人口10万人当たりの百寿者※の数

※（100歳以上の長寿の人）

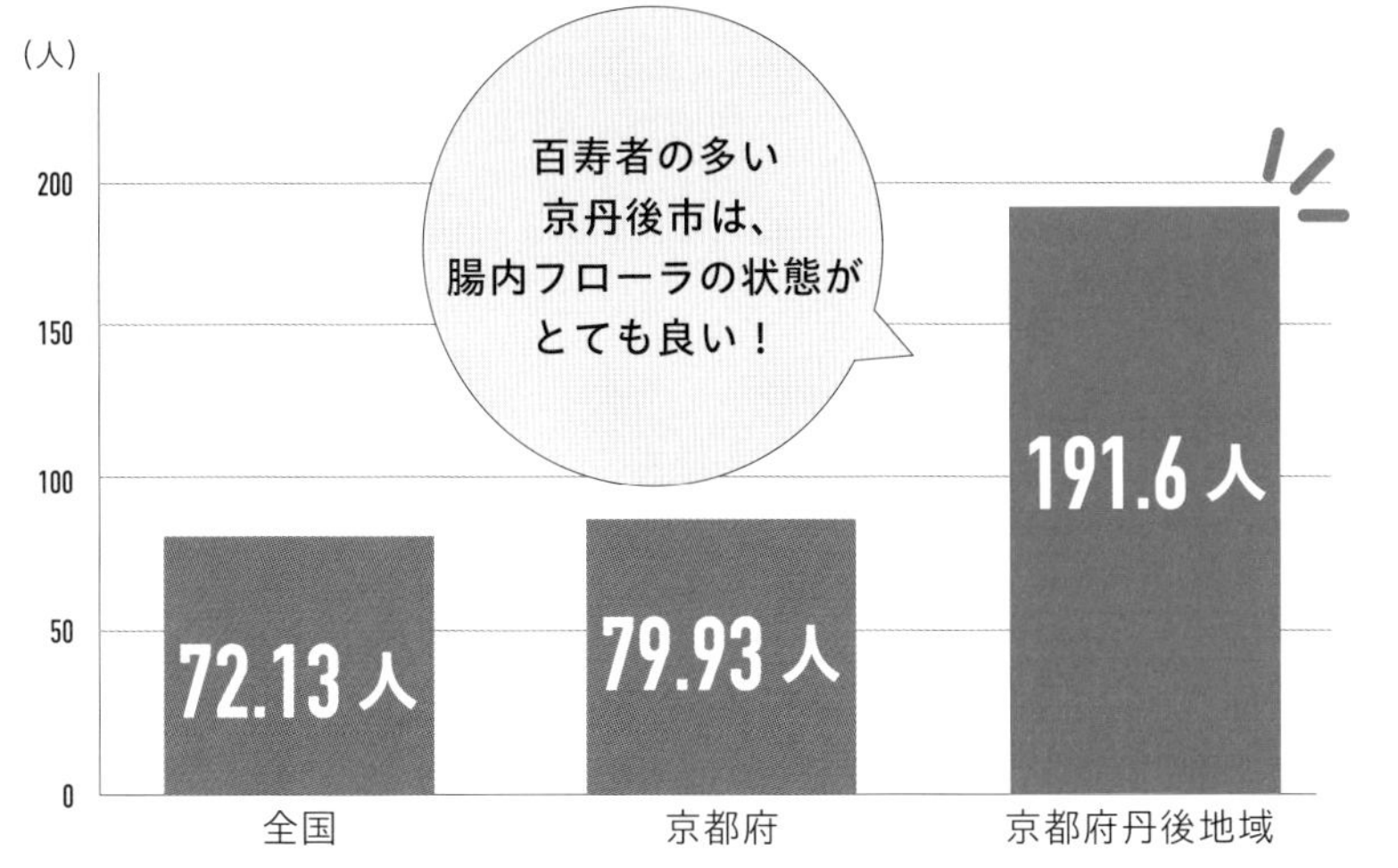

出典：厚生労働省プレスリリース（令和4年9月16日）、住民基本台帳（2021年）より作成

歴、日常生活、食事、睡眠時間、血液検査、血管年齢など600項目以上を調査し、15年間経過観察をする「京丹後長寿コホート調査」を行っています。

長寿者の腸内細菌の特徴とは

長寿に関する腸内細菌を見つけることができれば、健康長寿の人をもっと増やすヒントになるかもしれないと思い、京丹後市の長寿者の腸内フローラを調べました。

すると、食物繊維を分解してくれる酪酸産生菌として有名なファーミキューテス門という腸内細菌の保有率が、京都市の平均58％に対し、京丹後市では68・2％と、10％以上も高いことがわかりました。

酪酸産生菌には免疫力を高めたり、炎症を抑えてくれたりするはたらきがあります。やはり、長寿の秘密は、腸内フローラ、そして酪酸産生菌にあったのです。

医師の金言

長寿者に学ぶ若さと健康の秘訣

日常的に適度な運動をする

京丹後市は、京都市から特急で2時間半の距離にある海沿いの町で、漁業や絹織物で栄えた町です。人口密度も高くありません。そのため日常生活の中で自然と**よく歩き、冬でも体を動かす時間が長い**ことがわかりました。10m歩いたときの速度を測ったところ、歩く速度が遅い人は全体のたったの10%と、京丹後市の人は高齢者でも速く歩く人が多いのです。速歩きは足腰を鍛える効果がありますから、骨格筋量が多いこともうかがえます。血管年齢が若くサルコペニア（140ページ参照）が少ないという結果も出ましたが、それも普段の運動量が多いためでしょう。

水溶性食物繊維が圧倒的に多い食生活

京丹後市の長寿者に食生活についてアンケートを取ったところ、多くの人が実施していたのは、**①3食きちんと規則正しく食べる、②偏食をしない、③野菜をしっかり食べる、④水分をしっかりとる**、ということでした。食事の内容は、全粒穀物、イモ類、海藻類、豆類など。肉はほとんど食べず小魚などを食べていることがわかりました。食事は少しずつ食べ、腹5〜6分目を心がけているようです。

京都市内の65歳以上の方と京丹後地域の65歳以上の

京丹後の長寿者の食生活

1. 3食きちんと規則正しく食べる
2. 偏食をしない
3. 野菜をしっかり食べる
4. 水分をしっかりとる

地域の味は食物繊維たっぷりの全粒穀物・イモ類・海藻類・豆類が中心！

	京都市	京丹後市
全粒穀物を毎日食べる	11%	27%
イモ類を週に3回以上食べる	54%	80%以上
海藻類をよく食べる	44%	66%

圧倒的な食物繊維摂取量！

方の食生活を比較すると、全粒穀物を毎日食べると答えた人が、京都市内では11％に対し、京丹後地域では27％と倍以上。イモ類は、京都市の人は54％に対し、京丹後市の人は約80％が週に3回以上食べています。海藻類も京都市の人は44％食べているのに対し、京丹後市の人は66％と、歴然とした差がありました。

また、京丹後市の家庭では、特産の板わかめのだし汁で季節の野菜や魚、豆を煮る「炊いたん」が定番料理で、全粒穀物を主食にし、根菜類、豆類を継続的に食べる長寿者が多いことがわかりました。

だし汁による味付けが中心なので**塩はあまり使わず、水溶性食物繊維が圧倒的に多い食生活**が京丹後市の長寿者の特徴です。

地域の中での交流

人が健康に生きていくためには、運動や食事も大事ですが、コミュニケーションも大変重要です。21ページでも触れましたが、**人とのつながりが減ると、老化のスピードは速まります。健康長寿の敵は孤独**だとも言えるでしょう。京丹後市の高齢者は高い割合で家族と同居し、3食とも子どもや孫と一緒に楽しく会話しながら食事をしていました。ご近所さん、友人、親戚、きょうだいなどともよくコミュニケーションをしています。一人暮らしの人も、意識的に誰かと食事を囲む機会を作ってみてはいかがでしょうか。

健康に生きるために何を食べるべきか

江戸時代の平均寿命は50代でした。それが今では80歳を超え、90歳近くまで伸びているのはなぜでしょう。それは、栄養学が進歩し、欠乏している栄養素をつきとめ、それを積極的に補うよう、食事の摂取基準を定めるなどして健康保持増進に努めてきたからです。

しかし、世の中が豊かになり、飽食の時代を迎えた辺りから、がんや生活習慣病などの病に悩まされる人も増えてきました。

これからは、人生１００年時代に向けて何を積極的に摂取していくべきかを議論する時代になってきています。まだ答えは出ていませんが、健康面だけでなく、地球温暖化など環境問題も含めて考えなければなりません。

たとえば肉牛1頭を育てるためにどれだけの水が使われるか、$ＣＯ_2$をどれだけ排出するかを考えると、今までの食生活を続けて良いのか疑問です。

また、２０５０年には世界人口が１００億人になると予測されています。日本の食料自給率は40%にも満たないのに、今後、農業従事者が減っていくとどうなるのでしょうか。私たちが健康で長生きするために何を食べていくべきか、そろそろ真剣に考えないといけない時期を迎えています。

長寿者の健康の秘訣

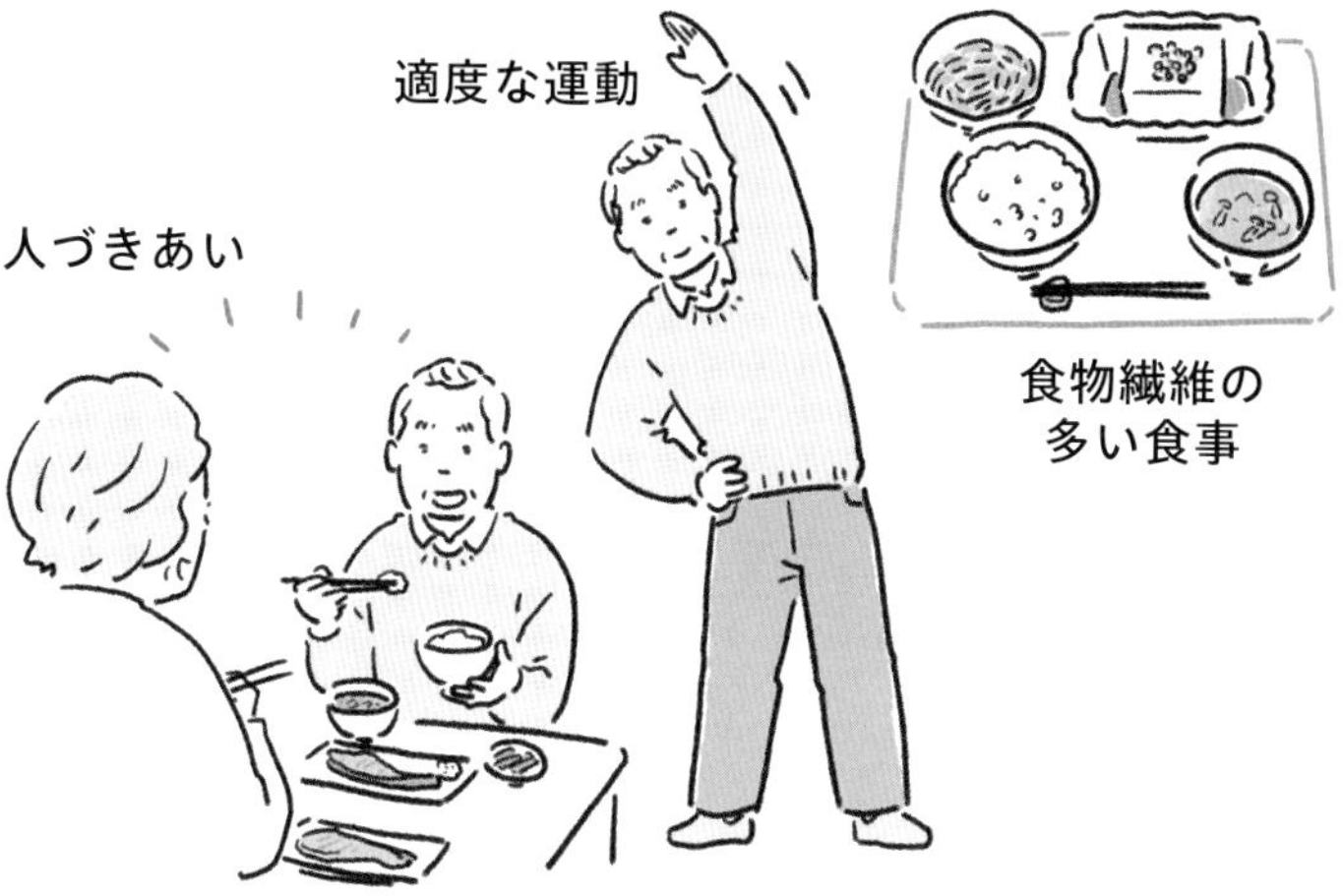

京丹後市の長寿者の健康の秘訣は、食物繊維たっぷりの食生活と適度な運動、地域の人との交流。取り入れられるところから真似してみましょう。

老化防止
Q&A

Q. 腸内フローラは年齢で変わるの？
A. 変化しますが、個人差があります。

人それぞれ異なるものの、高齢になると有用菌であるビフィズス菌が減り、悪用菌が増え、腸内フローラのバランスは変化します。その結果、免疫力が低下してさまざまな疾患にかかりやすくなります。腸内の状態は必ずしも実年齢とは一致しませんので、発酵性食物繊維を積極的にとって有用菌を増やせば、腸年齢が実年齢よりも若くなり、免疫力も高まって健康長寿につながります。

医師の金言

元気で長生きできる食事とは

日本食は世界が注目する健康食

日本食は、バランスの取れた健康食として世界でも知られています。2013年に、日本の伝統的な食文化がユネスコの世界無形文化遺産に登録されました。

日本食が海外で注目されるようになったのは、アメリカ政府が1977年に発表した「食生活改善指導（マクガバンレポート）」がきっかけです。当時のアメリカは、食生活が原因で心臓病やがんが急増していました。このレポートで、理想的な食事は肉食中心ではなく、魚や野菜、海藻を中心とした日本の伝統的な食事であると述べられたのです。

健康長寿食として注目される地中海食

日本食と並んで、健康食として注目されているのが地中海食です。地中海食とは、イタリアやギリシャ、スペインなど、地中海沿岸の国々の伝統的な食文化のこと。**心血管疾患やがんなどのリスクが低く、死亡率も低いこ**とがさまざまな研究から明らかになっています。

地中海食の主な特徴は5つあります。1つ目は、**緑黄色野菜やキノコ、豆類が多いこと**です。抗酸化作用が強く、食物繊維もたくさんとることができます。

2つ目は、**主食に全粒穀類を用いること**。全粒穀類は、精製された穀類よりも食物繊維が多く、食後の血糖値の

世界が注目する健康食

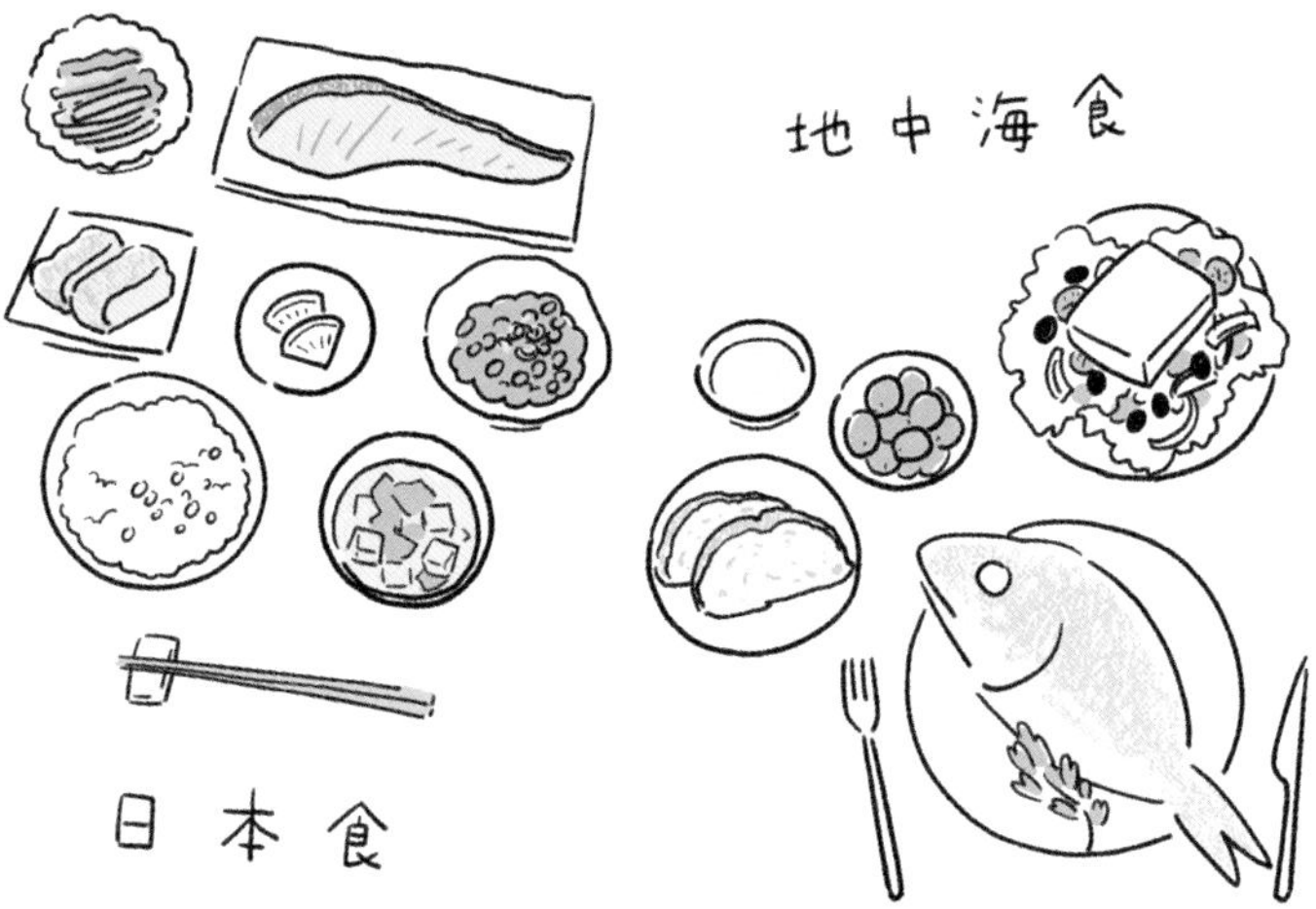

意外と共通項のある日本食と地中海食。魚介類中心、食物繊維のとれる食材、脂質の低さなど、実はどちらも老化防止に効果的です。

上昇がおだやかで、動脈硬化や糖尿病の予防になります。

3つ目は、高たんぱく・高脂質の**肉より魚介類を豊富に取り入れること**。肉は少量なら問題ありませんが、とりすぎると腸内の悪用菌も増やしてしまいます。

4つ目は、チーズやヨーグルトなど**発酵食品が多いこと**。これらには乳酸菌やビフィズス菌が多く含まれ、腸内フローラのバランスを整えてくれます。

5つ目は、**オリーブ油をふんだんに使用すること**。オリーブ油には悪玉コレステロール値を下げ、血管を健康に保つ効果があります。また、アルツハイマー病の予防にも有効であることがわかっています。

地中海食と日本食はかけ離れているようですが、実は**①豆類、野菜、キノコ類をよく食べる、②全粒穀類を取り入れる、③主菜は肉よりも魚介類、④発酵食品を好むという共通点**があります。健康に良い食生活として、参考にしていきましょう。

column 2

腸内フローラは遺伝の限界を超える？

寿命が短いネズミに元気なネズミの糞を移すと、どうなると思いますか？　なんと、前者のネズミの寿命が伸びるのです。糞を移すと聞き驚かれたかもしれませんが、「糞便移植」というれっきとした治療法です。糞を移植することで腸内細菌も移植され、腸内環境が改善されます。これまでは寿命は遺伝子で決まっていると考えられてきましたが、腸内環境を変えることで寿命を伸ばせることがわかったのです。

また、寿命が短いネズミの腸内を調べると胆汁酸という成分が少ないことがわかりました。胆汁酸は腸内細菌によって産出されます。ということは、胆汁酸を作り出す腸内細菌を突き止め、その菌を増やすことができれば、これも寿命を伸ばす手段になると考えられます。

糞便移植は、現在人間での臨床研究も進んでいます。便を介して他人の腸内フローラを移植する「糞便微生物移植」(FMT) という治療法です。これまでは遺伝子で決まると言われていた病気も、腸内環境を整えることで改善できることがわかり、潰瘍性大腸菌やクローン病、糖尿病などが改善する例も出てきていて、今後の実用化が期待されています。

第3章

最高の老いない食べ方

腸内フローラを良好な状態に保つために
積極的にとりたい食材や
その食べ方を紹介します。

医師の金言

意識すべきは4つの食品・栄養素

腸にとって大切な栄養素を優先的に

栄養学的に、1日30品目の食材を食べることが良いと言われますが、それは、腸内環境を良好に保つという視点でも理にかなっています。限られた食材ばかり食べると同じような腸内細菌しか育たないからです。ただ、現実的に毎日30品目を食べるのはさすがに難しいと思いますので、腸のためにまずは次の4つの食品・栄養素をとることから始めてみましょう。

1つ目は、**発酵性の高い水溶性食物繊維**です。海藻、ごぼう、大麦などに多く含まれます。すでに何度も登場していますが、有用菌のエサとなり、体に良い短鎖脂肪酸を作り出します。水分を吸って便を軟らかくし、お通じを良くしたり、余分な脂質や糖質を吸着して体外に排出したりするはたらきもあります。

2つ目はみそ、しょうゆ、納豆、ヨーグルトなどの**発酵食品**です。有用菌のエサにもなりますし、腸内を酸性にして、悪用菌が増えるのを抑えてくれます。

3つ目は**オリゴ糖**です。バナナ、玉ねぎ、はちみつなどに多く含まれます。主に有用菌のビフィズス菌や乳酸菌のエサになります。

4つ目は、**オメガ3系脂肪酸**です。これは不飽和脂肪酸の一種で、青魚や鮭、アマニ油、えごま油などに多く含まれています。腸の炎症を抑え、有用菌が増え

4つの栄養素を取り入れた1日の献立例

朝
- 焼き魚
- 玉子焼き
- ★もち麦ごはん
- ★冷奴
- ★わかめのみそ汁

水溶性食物繊維

昼
- ★納豆パスタ
- ★ヨーグルトドリンク

発酵食品

晩
- 玄米ごはん
- コンソメスープ
- ★鮭のムニエル
- ★くるみ入りサラダ

オメガ3系脂肪酸

おやつ
- ★バナナ

オリゴ糖

やすい環境に整えてくれるはたらきがあります。

まずは1食分から変えてみる

毎回の食事でこれらの栄養素を網羅するのは大変ですが、はじめは**1日のうち1食を変えるだけでも効果はあります**。たとえば朝食なら、白米を玄米や五穀米に、白い食パンを全粒粉パンに変えてみましょう。また、ごはんに納豆を添える、水溶性食物繊維が豊富なスムージーを加えるなど、**いつもの食事に1品プラスする**だけでも腸内の多様性は広がります。間食やデザートには、ふかしたさつまいもやヨーグルトがおすすめ。ヨーグルトには、リンゴやはちみつをプラスしても良いでしょう。

1日1食から始めて、最終的には朝、昼、晩、間食（おやつ）を組み合わせた1日の食事で4つの食品・栄養素がとれているように意識していってください。

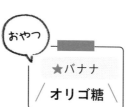

医師の金言

食べる〝時間帯〟にも注意する

食べるものだけでなく時間も重要

より効果的に栄養をとるためには、食事をとる時間も重要です。できるだけ、だいたい決まった時間に食べるように心がけましょう。毎日ばらばらの時間に食事をすると体内時計が乱れ、これが腸内フローラの乱れにもつながってしまいます。

ネズミによる実験では、同じエサでも、夜遅くに食べたネズミは腸内の悪用菌が増え、酪酸を作り出す有用菌が減少する傾向がありました。その結果、腸のバリア機能が炎症を引き起こし、肥満やがんのリスクを高めることが明らかになっています。

しっかり睡眠をとって腸内フローラを回復させよう

理想は就寝の3時間前には夕食を済ませておくこと。可能なら、腸内フローラが若返るゴールデンタイムの**夜10時から深夜2時までは腸を休ませてあげられると良いですね。**

睡眠中は、副交感神経（体を休ませる自律神経）がはたらきます。そのとき、腸内では有用菌が悪用菌を倒して腸内フローラを回復してくれるのです。

有用菌が活発にはたらくためにはエサが必要です。つまり、ゴールデンタイムまでに、食べたものが消化

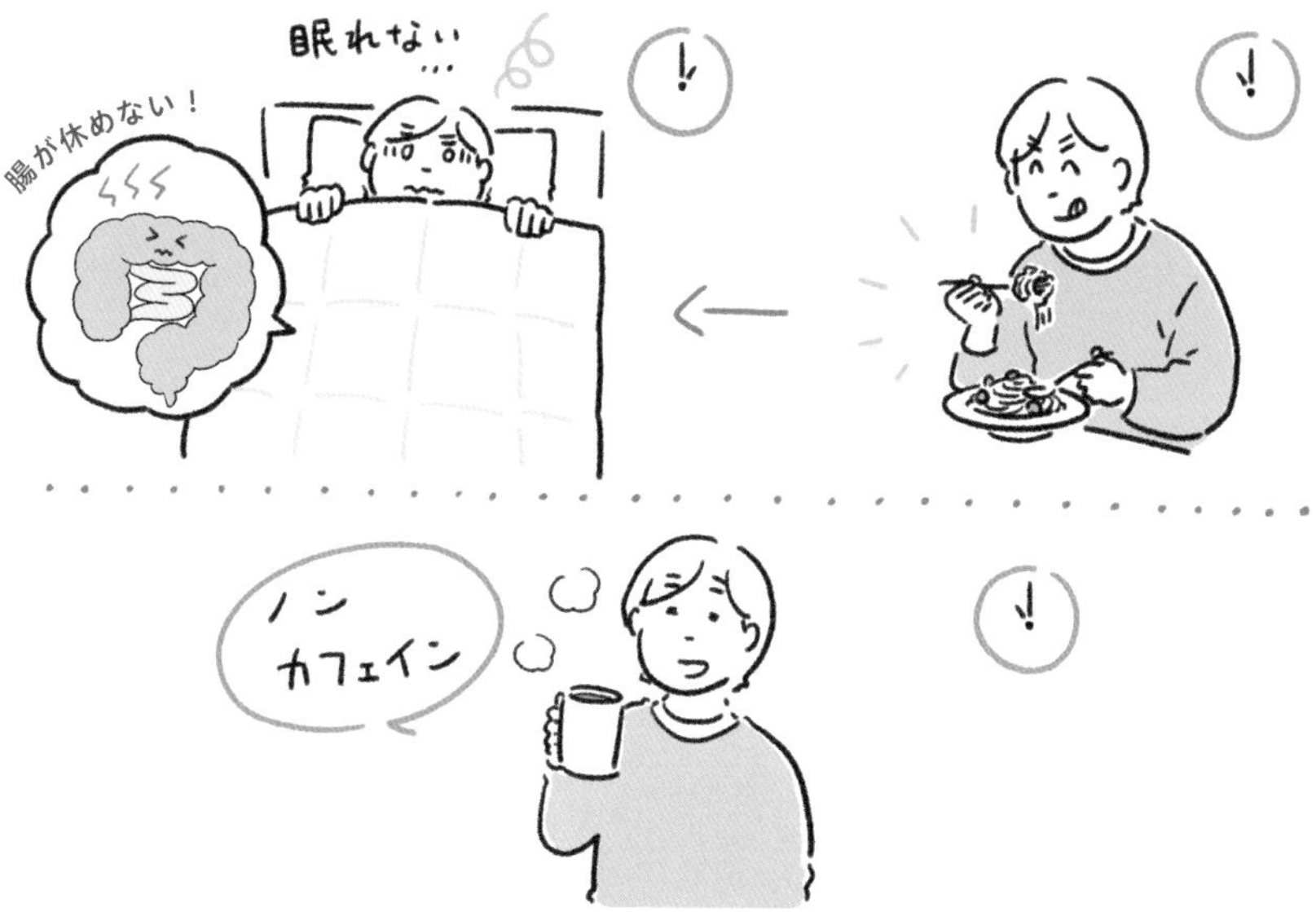

夜遅くの食事は寝付きにくくなる原因にも。睡眠でしっかり腸や体を休めましょう。空腹で眠れないときはノンカフェインの飲み物が最適。

され、腸に届いていなければなりません。ですので、就寝時間よりも早めに食事は済ませておきましょう。

また、夜10時から深夜2時は、体の傷んだ細胞を修復する成長ホルモンが分泌されます。夜更かしや睡眠不足が続くと、腸内フローラが乱れ、肥満などの代謝異常につながる可能性もあります。全身の調子を整えるためにも、夜10時には就寝するようにしましょう。

遅い時間は腸を動かさない

寝酒が習慣の人もいるかもしれませんが、寝る直前の食事やアルコールは睡眠中の腸のパフォーマンスに影響してしまいます。あまり遅い時間になるなら食べずに寝て、腸を休めることに専念しましょう。

お腹がすいて寝付けないなら、**ノンカフェインの温かい飲み物**を飲んで体を中から温めると、リラックスしてよく眠れます。私はカモミール茶を愛用しています。

医師の金言

食事の量は〝朝多夜少〟

朝ごはんは特に重要

決まった時間に規則正しく食事をしたほうが良いとするのには、理由があります。特に朝食は重要です。朝の空腹時に食べ物をとると、大腸が大きく収縮して、排便をうながしてくれるからです。これを「胃結腸反《いけっちょうはん》射《しゃ》」と言います。**朝食を食べないと胃結腸反射が起こらず、排便のタイミングを逃してしまい、これが便秘の原因になります**。便秘で腸に便がとどまると悪用菌が増え、腸内フローラの乱れを引き起こし、結果的に体調不良や老化、病気につながってしまいます。そうならないためにも、朝食は絶対に抜かないようにしましょう。朝、起き抜けに1杯の水や白湯を飲むだけでも、腸のぜん動運動（便を送り出す運動）につながるので、朝時間がない人はそこからトライしてみてください。

朝・昼はしっかり、夜は軽く

朝は軽く、夜にしっかり食べている人が多いと思いますが、できれば食べる量は逆にしましょう。

胃や腸は、24時間365日はたらき続けています。夜遅くにしっかり食べると、本来なら体を休めなければいけない時間に、胃や腸がフル回転しなければなりません。これでは体が全然休まらないので、**晩ごはんは減らし、その分、朝ごはんを充実させる**ことが望ましいです。

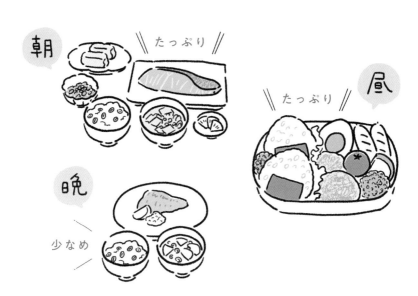

1日の食事量のバランスは、朝・昼＞夜がベスト。朝食をあまり食べない人も、明日から意識してしっかり食べ、大腸を動かしましょう。

人間が1日3食食べるようになったのは近年のこと。江戸時代くらいまでは、1日2食が普通でした。3食ともしっかり食べると摂取カロリーも多くなってしまいます。朝や昼は、日々の活動もあり量を減らしにくいと思いますので、夜は少なめを心がけましょう。

食物繊維たっぷりの和食&発酵食品がベスト

お昼はしっかり食べても大丈夫。ただ、油っぽい揚げ物や動物性たんぱく質の肉ばかり食べていると、腸内の悪用菌が増えてしまい、肥満の原因にもなります。外食するなら低カロリーの和食を食べましょう。

幸い日本には、豆腐、厚揚げなど**低カロリーで食物繊維&植物性たんぱく質を多く含む食材や、有用菌が好む、納豆、みそ、しょうゆ、漬物などの発酵食品**がたくさんあります。これらの食材を上手に活用しましょう。

医師の金言

食物繊維をとるべきは朝と昼！

食物繊維は血糖値の急上昇を抑えてくれる

食物繊維はとりすぎて困ることはありません。3食しっかり食物繊維をとりましょう。特に、朝食、昼食で食物繊維が豊富な食事をするのがおすすめです。

朝食でしっかり食物繊維をとると、腸内フローラが短鎖脂肪酸を作り、その刺激によって腸管からGLP-1という消化管ホルモンが分泌されます。このGLP-1は血糖値を下げるインスリンを分泌させ、血糖値の急激な上昇を抑えてくれるのです。

また、**食物繊維の多い食事を最初にとると、次の食事後の血糖値上昇も抑えてくれる「セカンドミール効果」**があることが、トロント大学のジェンキンス博士によって発表されています。1日のスタートは意識して食物繊維を多くとりましょう。パンを全粒粉に変え、バナナやキウイなどの果物を加えるだけでも食物繊維の摂取量は増やせます。朝からしっかり料理をするのが面倒なら、シリアルやスムージーにする手も。

具だくさんのみそ汁で手軽に食物繊維を

朝食は簡単に済ませたいという方には、食物繊維豊富な食材をたくさん入れたみそ汁がおすすめです。みそは、有用菌である植物性乳酸菌が豊富な発酵食品。

血糖値変化の実験

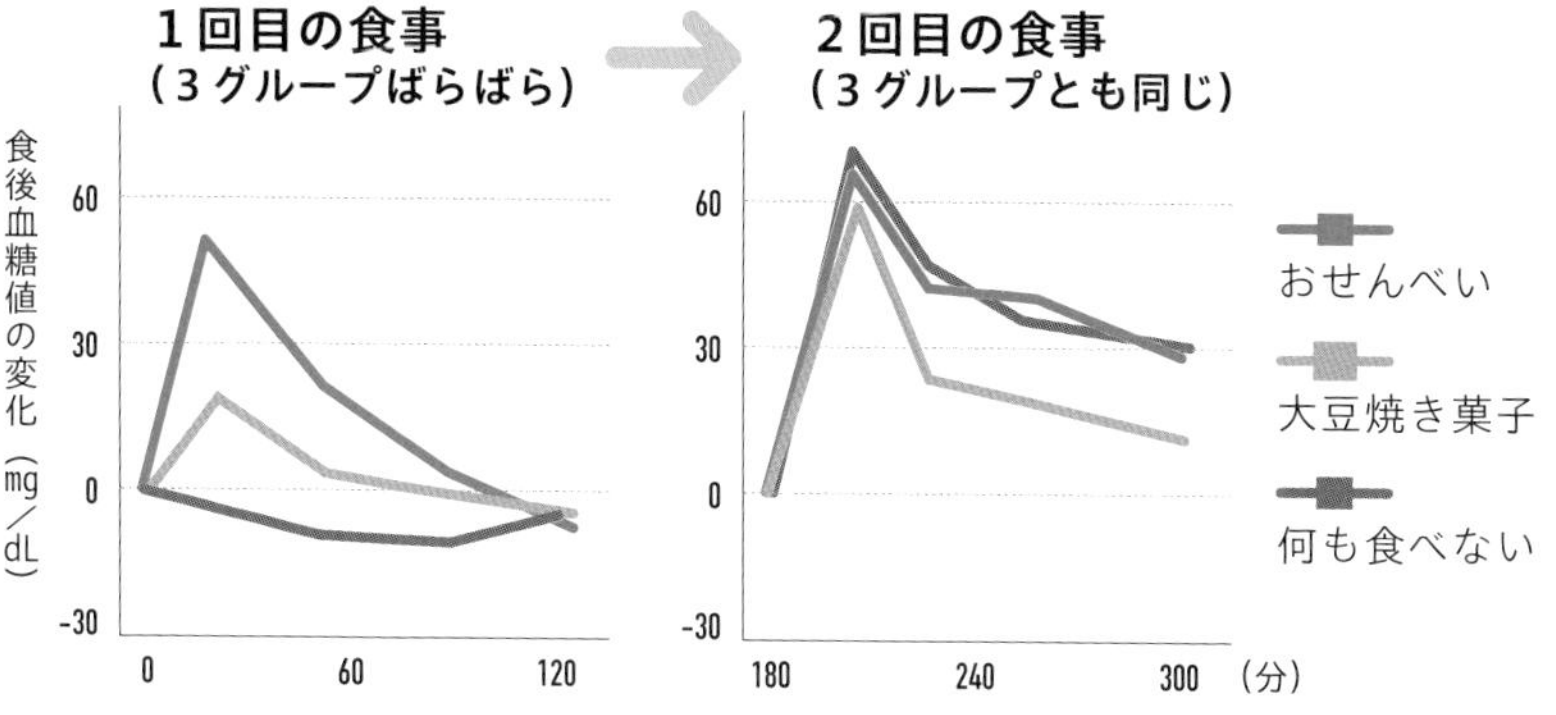

出典：岩下聡ほか，大豆配合焼き菓子の血糖応答とそのセカンドミール効果に関する検討，薬理と治療 36（5）：417-27（2008）

1食目は食物繊維の多い大豆の焼き菓子、普通のおせんべい、何も食べない、の3グループに分け、2食目では同じものを食べたときの血糖値のグラフです。大豆焼き菓子を食べたグループは、おせんべいを食べたグループよりも血糖値が上がらず、2食目に同じものを食べたときにはどのグループよりも血糖値が抑えられています。

具だくさんのみそ汁は食べごたえもあり、腸内環境を整えるためにも非常に効果的です。

具材としては、野菜なら大根、ニンジン、ごぼうなど、食物繊維の多い根菜類。わかめやとろろ昆布などの海藻類も良いでしょう。豆腐や厚揚げ、卵、青魚のつみれなどを入れてたんぱく質もとれるようにすれば、バランス的にもすぐれた1品になります。

食物繊維が豊富な食事をとると間食したいと思わなくなる

朝と昼にしっかり食物繊維をとることのもう1つの利点は、空腹感を感じにくいこと。朝10時や午後3時頃に小腹がすいて、間食してしまうのを防ぐことができます。お腹がすかないのですから特に我慢するわけではなく、ストレスを感じることもありません。肥満防止の観点からも非常に良いのです。

医師の金言

つい手が伸びてしまうNG食材に注意

生活習慣病になりやすい食事は腸内フローラにも悪影響

高脂肪の肉料理や油たっぷりの揚げ物、炒め物、ファストフードやスナック菓子、バターや生クリームたっぷりのお菓子などを過剰に摂取していると、糖尿病や高血圧、肥満、メタボリックシンドロームなどの生活習慣病の原因になることはよく知られています。

これらは**高カロリーであるだけでなく、腸内細菌の悪用菌が好むエサでもあります**。腸内フローラを乱し、免疫力が低下することによってさまざまな病気のもとになってしまいます。

高脂肪、濃い味、砂糖、塩は控えめに

腸内環境を良好に保つためには、食生活を見直し、高脂肪のものや味の濃いもの、甘いもの、塩辛いものも過剰に食べないようにしましょう。生クリームたっぷりの洋菓子や、ついつい手が伸びてしまうスナック菓子、ファストフード、ドーナツ、チョコレート、アイスクリームなどは要注意です。

塩分をとりすぎると、乳酸菌が減少し、全身の慢性炎症（130ページ参照）が進んでしまうことがわかっています。**塩分はできるだけ1日6〜7gに抑えましょう**。

高脂肪・味の濃いものは控えめに！

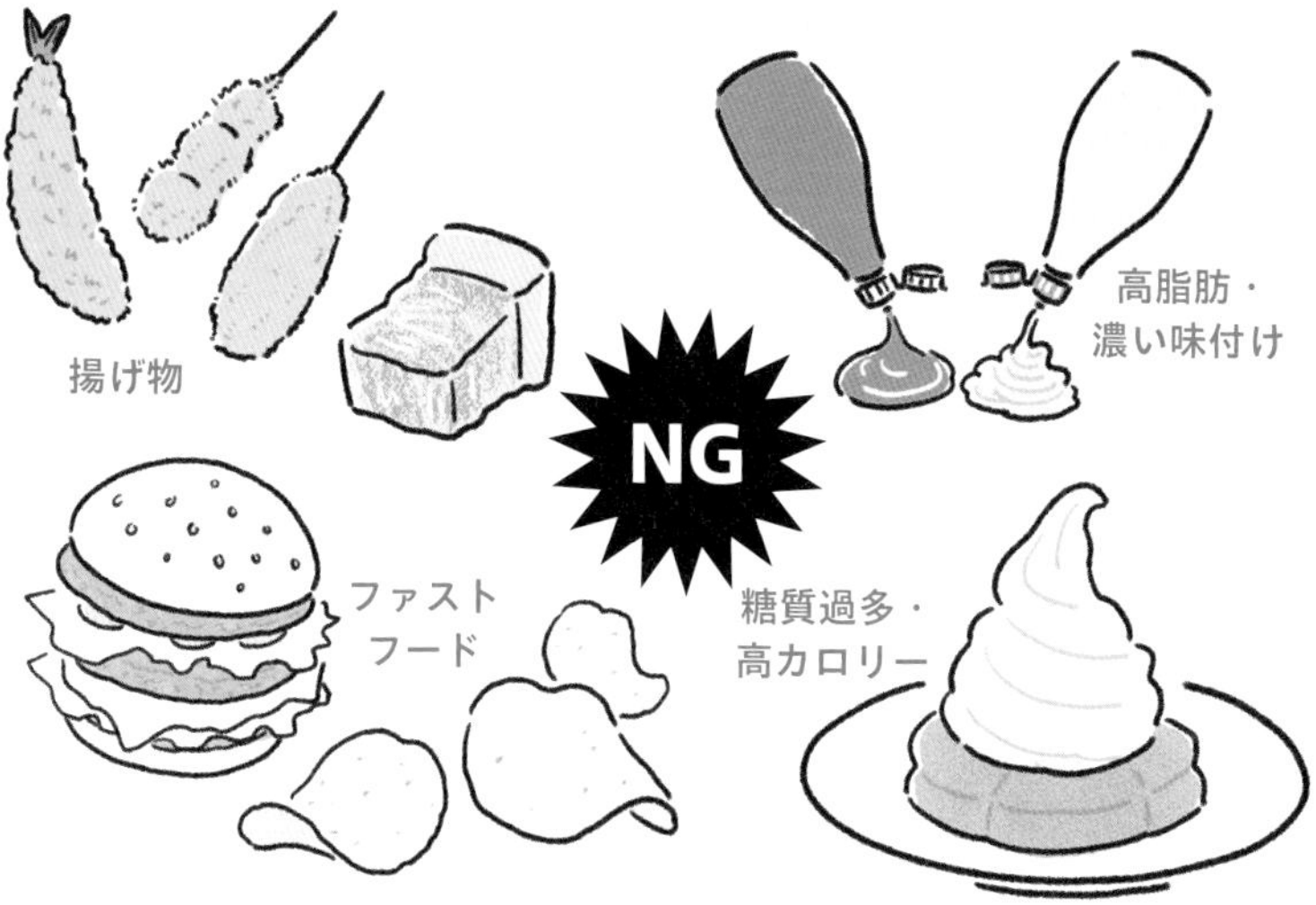
揚げ物
高脂肪・
濃い味付け
NG
ファスト
フード
糖質過多・
高カロリー

これらの食品のとりすぎは、残念ながら生活習慣病の原因に。高脂肪、濃い味付け、糖分＆塩分は控えめを心がけ、体に良い食品をバランス良く食べましょう。

砂糖も悪用菌のエサとなり、腸内環境を乱すので、とりすぎは良くありません。料理で甘味を使用したいなら、オリゴ糖の豊富なはちみつを使うと良いでしょう。

“これだけを食べていれば体に良い”という食材は存在しない

ただ、「単純に○○を食べたら長生きできる」と言えるほど食べ物と腸内フローラの関係は単純ではありません。食材の中には未知の栄養素も含まれているかもしれませんし、どの腸内細菌がどの食材を好むのか、全てが解明されているわけではありません。

少なくとも言えるのは、70ページですでに述べたように、①水溶性食物繊維、②発酵食品、③オリゴ糖、④オメガ3系脂肪酸を含むものを、しっかりとることが重要ということ。同じものばかり食べるのではなく、なるべく多様な食材を取り入れることも大事です。

医師の金言

最高の食べ方❶ 野菜&果物の選び方

食物繊維&ポリフェノールを意識する

水溶性食物繊維で酪酸を増やす

おさらいですが、腸内の有用菌の1つ、酪酸産生菌が作り出す酪酸は、炎症を抑える効果があります。つまり、酪酸産生菌を増やすことが老化防止の近道です。

そのためには、エサとなる食物繊維を継続してとることが重要。**水溶性食物繊維の多い根菜、海藻、豆類が最適**。ひじきやもずく、おから、蒸し大豆、きんぴらごぼうなどを意識して食べましょう。

ビタミンACEとB3で老化防止

野菜や果物は、ビタミンにも注目です。細胞の中にはミトコンドリアという小さな構造があり、エネルギーを作ったり、免疫力を強化したりと、老化を食い止める抗酸化作用を持っています。**ビタミンA、C、Eはミトコンドリアを活性化させる作用を持つ**ので、積極的にとりましょう。3つとも含むカボチャ、パプリカ、ブロッコリー、モロヘイヤ、菜の花といった野菜や、ビタミンCが豊富なキウイ、いちご、柿などの果物、ビタミンEが多いナッツ類がおすすめです。

また、枝豆、ブロッコリー、キャベツ、キノコ、トマトなどに含まれる**ビタミンB3（ナイアシン）にも、炎症の抑制や脳の神経再生の促進、うつ病の改善など、老化を食い止める**さまざまなはたらきが期待できます。

根菜類

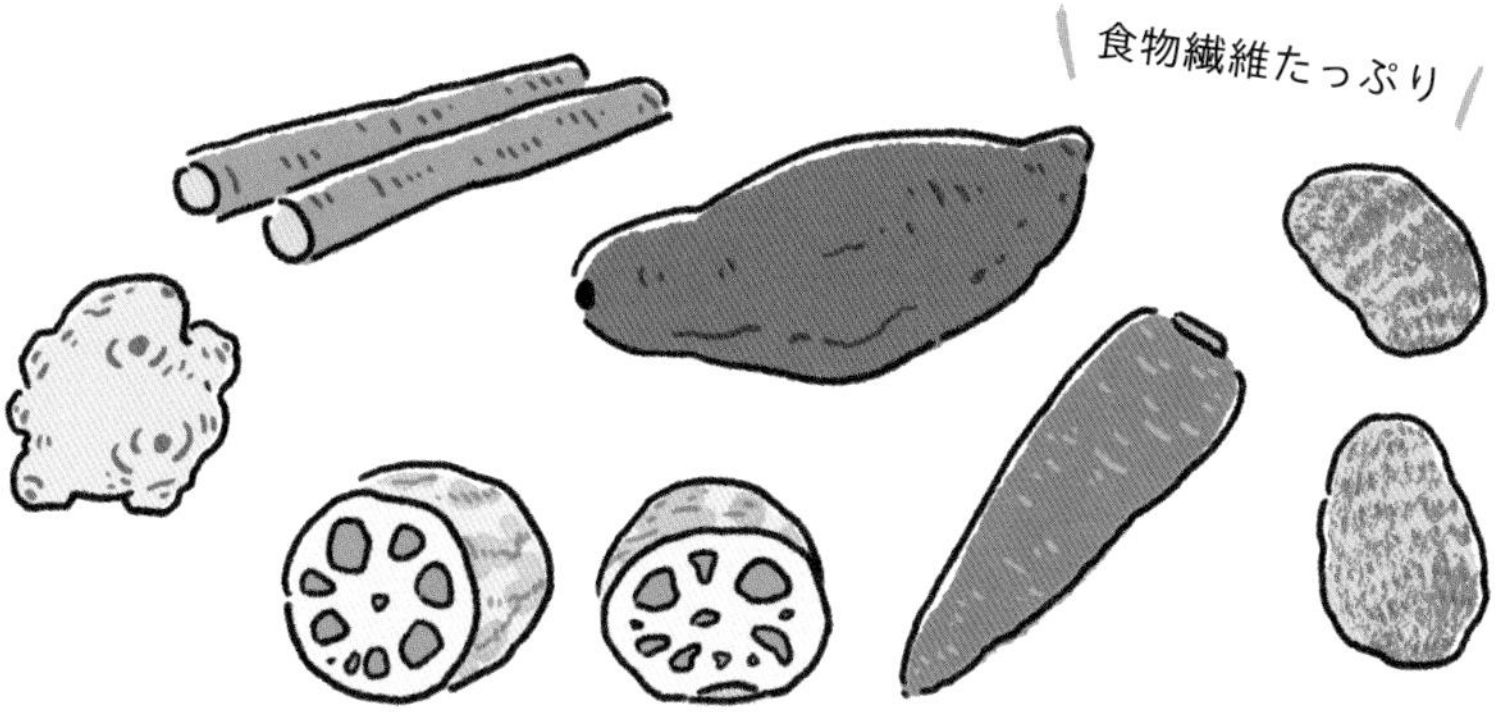

イモ類、ごぼう、大根、ニンジン、カボチャ、レンコンなど、文字どおり土の中にある根や茎の部分を食べるものを根菜といいます。不溶性食物繊維と水溶性食物繊維がバランス良く含まれていて、整腸作用があり、有用菌のエサとなります。体を温める効果もあるので、冷え性の人にもおすすめです。ビタミンやミネラルも豊富。

海藻類

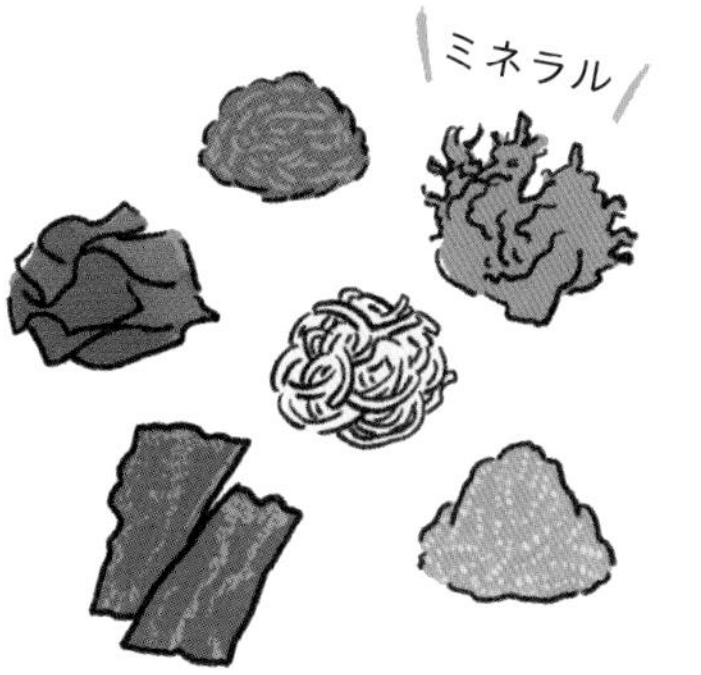

ひじき、わかめ、昆布、海苔などの海藻も低カロリーかつ食物繊維が多いです。体に必要なカルシウム、マグネシウム、リン、カリウムなどのミネラルも豊富。抗酸化作用で肌の老化防止にも◎。

豆類

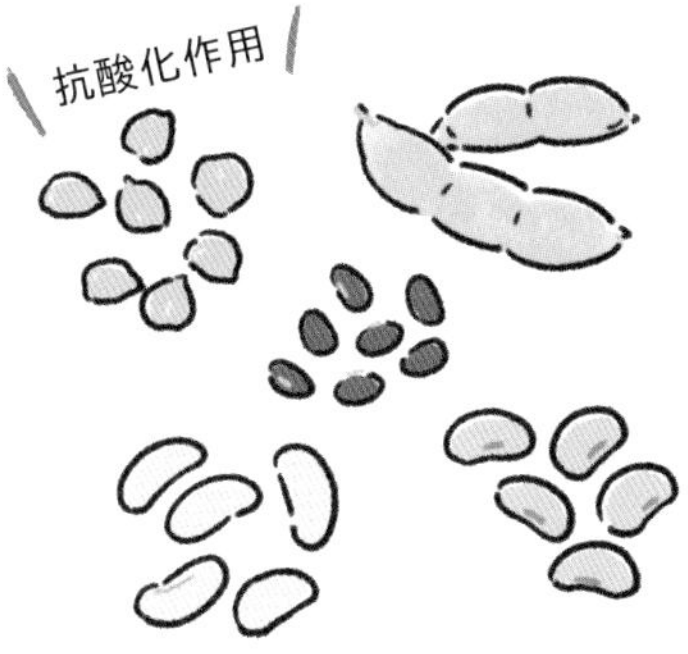

豆類は食物繊維が豊富で、糖質、たんぱく質、ビタミン、ミネラルをバランス良く含んでいます。中でも大豆は抗酸化作用があり、コレステロール値や中性脂肪値を下げる効果があります。

発酵性の高い水溶性食物繊維が多い

フルーツは水溶性食物繊維を多く含むので、基本的に何を食べても良いのですが、中でも**ペクチンやオリゴ糖などの発酵性食物繊維を多く含むみかんやキウイ、リンゴ**がおすすめです。

キウイは緑の品種を選びましょう。黄色は、甘味が強い分、糖質が多く含まれ、カロリーも高くなっています。みかんは、薄皮や白い筋に発酵性食物繊維が多く含まれているので筋や皮を取らずに食べるのが◎。

また、**バナナも有用菌が好むオリゴ糖や、レジスタントスターチが多く含まれている**のでおすすめです。

老化防止に効果的な腸内細菌のエサはポリフェノール

有用菌の中でも最近注目されている、**アッカーマンシア菌**という腸内細菌があります。アッカーマンシア菌は、脂肪の減少、糖尿病の改善のほか、炎症を抑制するはたらきもあり、長寿の人の腸に多いことから、寿命を伸ばしてくれる菌と言われています。

この**アッカーマンシア菌のエサはポリフェノール**。強力な抗酸化作用を持つ成分なので、積極的に取り入れましょう。ワインなどのイメージが強いかもしれませんが、実はさまざまな食材に含まれています。いちごやブルーベリー、クランベリーなどのベリー類や、リンゴ、もも、柿もポリフェノールを含んでいます。野菜ではごぼうやほうれん草、玉ねぎ、大豆などに多く含まれ、どれも老化防止に一役買ってくれます。

また、**食物繊維とポリフェノールを組み合わせることで、腸内フローラが整い、血圧の改善、肥満の予防、血中コレステロールや中性脂肪を減らすといった相乗効果も生まれる**と考えられています。

みかん・キウイ・リンゴ

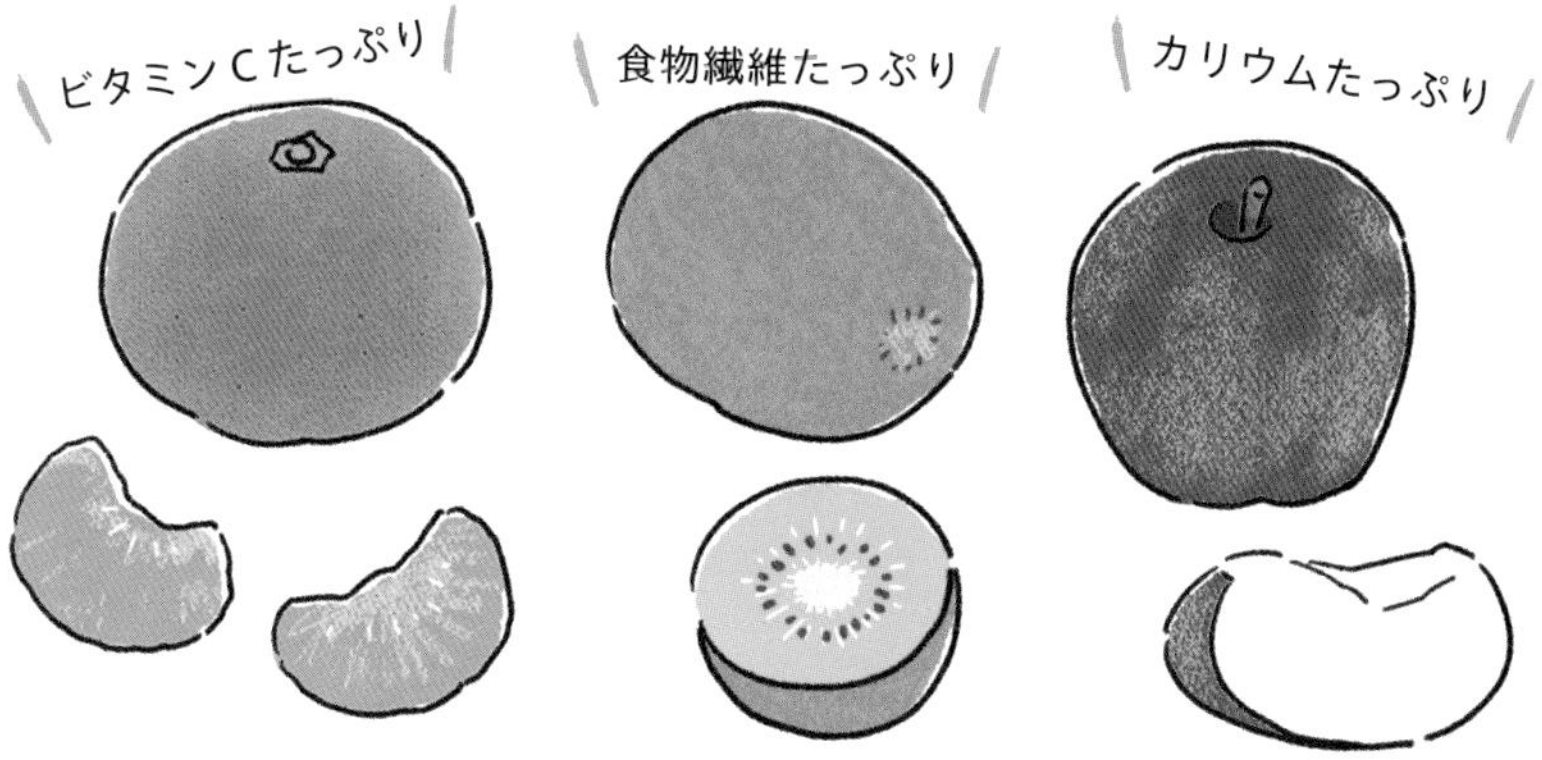

みかんはビタミンCが豊富で、高血圧や動脈硬化を予防する効果もあります。薄皮や白い筋には豊富な食物繊維が含まれています。キウイは果物の中でも非常に食物繊維が多く、ビタミンC、Eのほか、カリウムも豊富。リンゴもカリウムが多く、また、強い抗酸化作用のあるポリフェノールが含まれています。

ベリー類

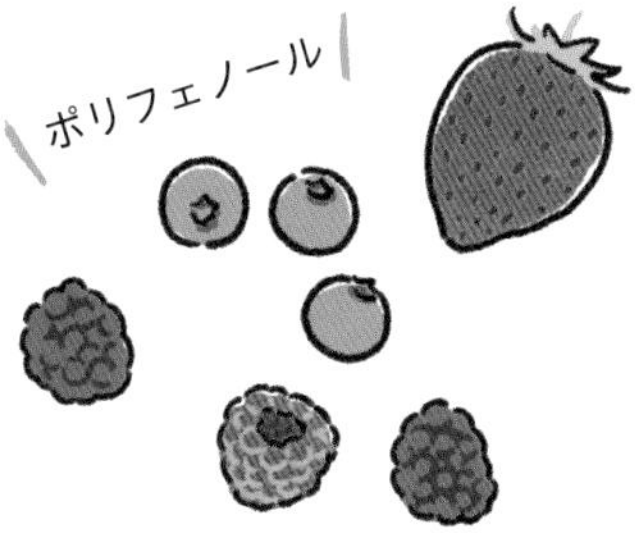

食物繊維が多く、ビタミンC、Eのほかポリフェノールも豊富で、カリウム、カルシウム、鉄、マグネシウム、亜鉛などのミネラルも含まれ、抗酸化作用や老化防止が期待できます。

バナナ

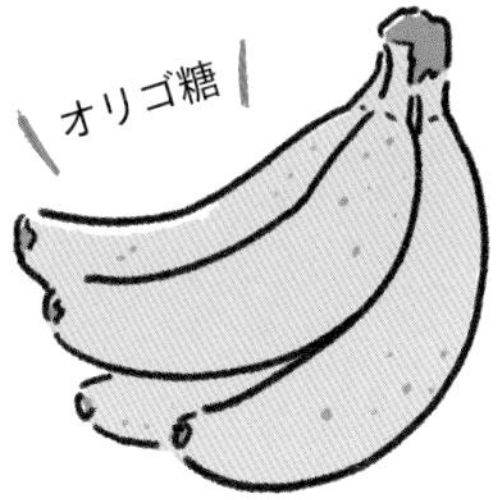

有用菌が好む食物繊維とオリゴ糖が豊富で、消化促進作用や抗酸化作用、免疫力を高めるなど、さまざまな効果が期待できます。食べやすくて腹持ちも良く、おやつにもぴったりです。

医師の金言

最高の食べ方❷ たんぱく質のとり方

レッドミートを控えて魚・大豆・卵をとる

レッドミートの食べすぎはリスクに

たんぱく質というと肉のイメージが強いかもしれませんが、牛、豚、羊などの赤身肉、いわゆる**レッドミートは食べすぎないことが望ましい**です。肉類は悪用菌のエサとなり、腸内フローラのバランスをくずしてしまいますし、食べすぎは大腸がんなどのリスクを高めます。**肉を食べたいなら、脂肪の少ない鶏肉**を選びましょう。ただし鶏肉でも唐揚げやフライドチキンのような油っこい料理は避け、蒸し鶏や照り焼き、焼き鳥にすると良いでしょう。たっぷりの野菜とともに具だくさんのスープにするのもおすすめです。

卵も良質なたんぱく質がとれます。食べすぎると悪玉コレステロールが増えるとよく言われますが、1日に2～3個食べるくらいなら何も問題はありません。

魚は悪玉コレステロールを減らす

たんぱく質は、魚や豆類、卵でとることが望ましいです。中でも魚は、**オメガ3系脂肪酸の多いサバやサンマなどの青魚がおすすめ**。青魚に限らず、魚には血液をさらさらにして悪玉コレステロールを減らしてくれるDHAも多く含まれています。ただし、食物連鎖の頂点にあるマグロは水銀などの有害物質が蓄積されている可能性があるので量は控えましょう。

NG食材

レッドミート

食べすぎは高リスク

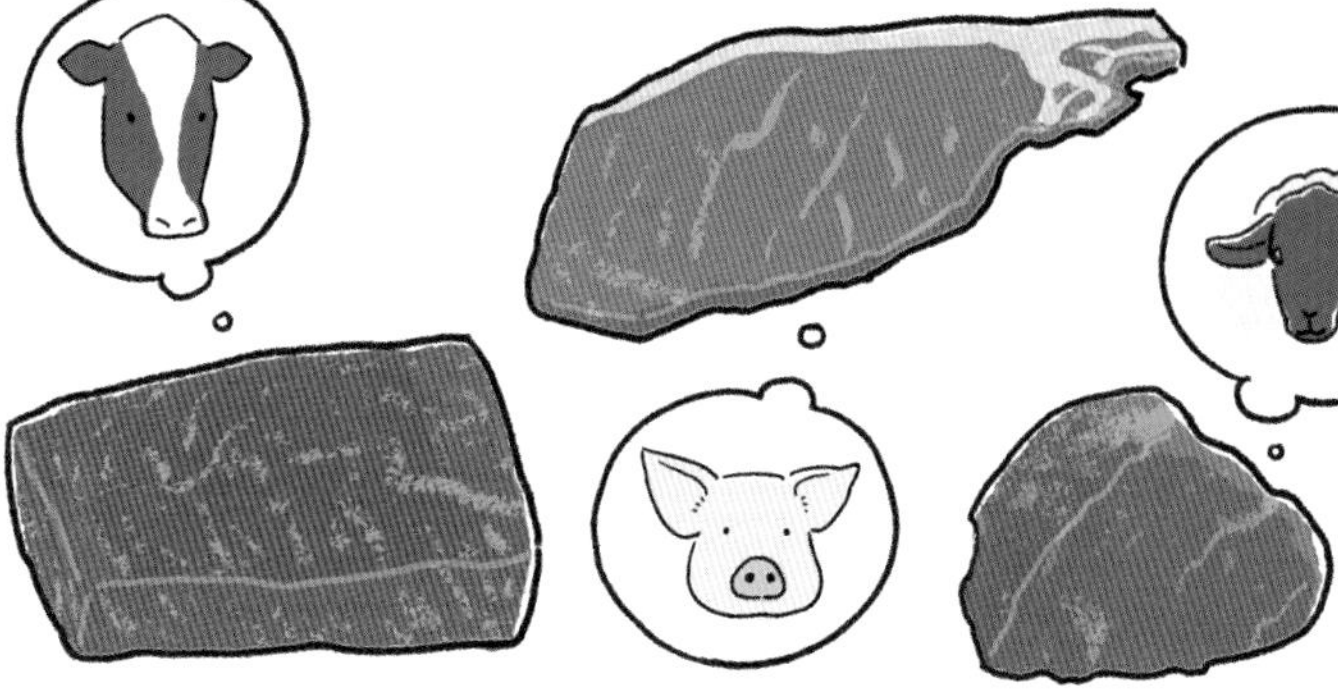

レッドミートは、ビタミンB_{12}など重要な栄養素を含むので、全く食べてはいけないわけではありません。ただ、食べすぎると悪用菌のエサとなり、生活習慣病や心疾患、がんなどのリスクを高めます。また、食用牛などの飼育による環境負荷も問題になっています。

油っこいもの

体への負担大

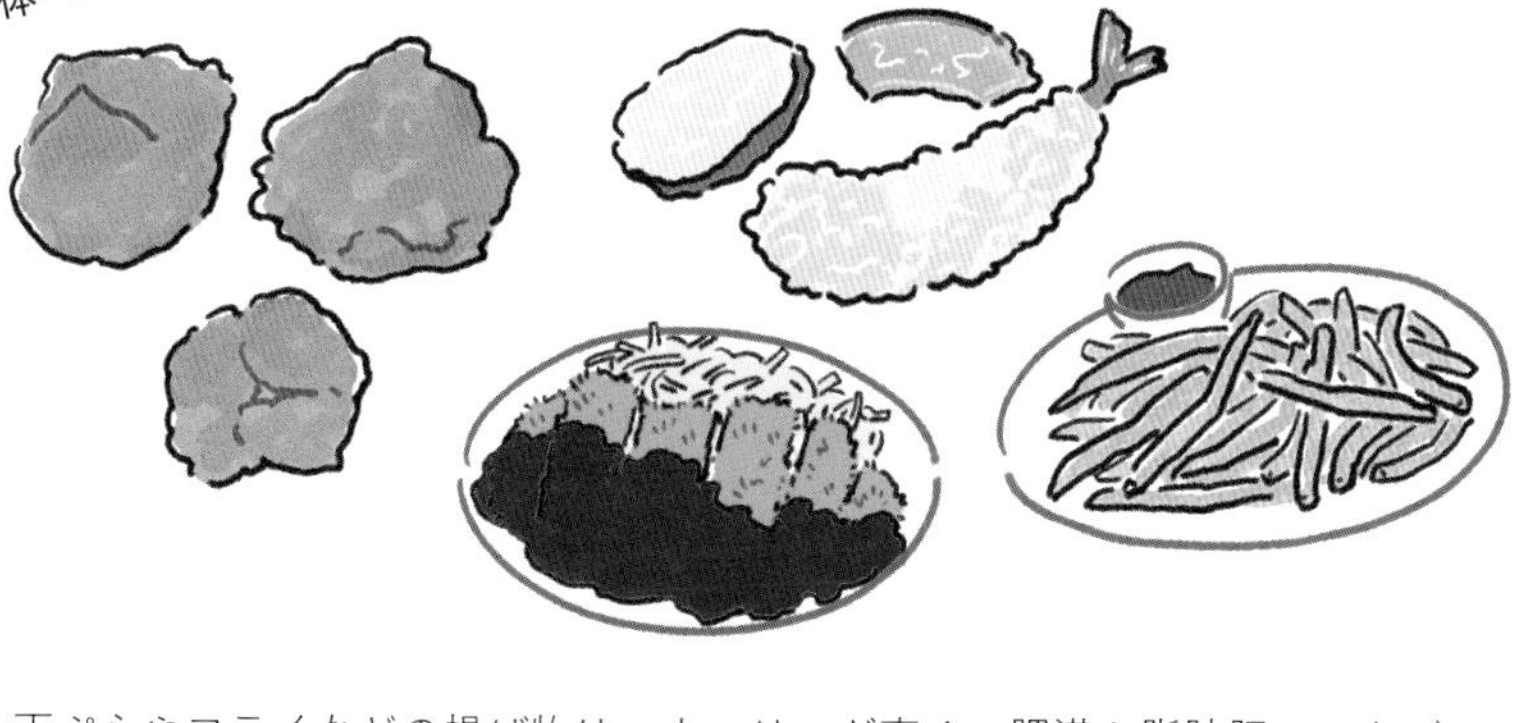

天ぷらやフライなどの揚げ物は、カロリーが高く、肥満や脂肪肝、メタボリックシンドロームなどを招いてしまいます。また、消化に時間がかかるため胃への負担が大きく、胃がもたれやすくなる原因にも。悪用菌の好むエサでもあるため、こちらも食べ過ぎは腸内環境にとって良くありません。

豆類は理想的なたんぱく源

豆類は、すぐれたたんぱく質であるだけでなく、豊富な食物繊維を含んでいます。中でも、**消化されずに大腸に届き、ビフィズス菌のエサとなるレジスタントスターチを多く含みます**。特にインゲン豆はレジスタントスターチが豊富です。

ある実験で、食物繊維を多く与えたネズミは意外にも筋肉量が増えることがわかりました。筋肉をしっかりつけるためには肉を食べるイメージがありますが、必ずしも効果があるとは言えず、この実験からはむしろ食物繊維をとるほうが効果的と言えるかもしれません。豆類はそのまま食べてももちろん良いですが、豆腐や厚揚げなどの大豆製品を使えば栄養価も高く、食事の幅が広がります。筋肉をつけたい人はたくさん取り入れてみましょう。

レジスタントプロテインは発酵性食物繊維とセットに

たんぱく質の中でも、胃で消化されず小腸で腸内環境を整えてくれるものを**レジスタントプロテイン**といいます。大豆、きなこ、高野豆腐《こうやどうふ》、そば、米や酒粕《さけかす》などに多く含まれ、**食べ物に含まれる脂質や油を体の外に排出したり、悪玉コレステロールを低下させたり、糖の吸収を抑えて血糖値の急上昇を防いだり**と、食物繊維と似た効果があります。

たんぱく質は悪用菌が好むエサでもあるので、**これらの食材は単体ではなく、野菜や海藻、キノコなどの発酵性食物繊維と一緒に食べましょう**。そうすれば先に有用菌が発酵して、悪用菌によるアンモニアなどの毒素の発生を防いでくれるため、効率良く吸収することができます。

魚介類

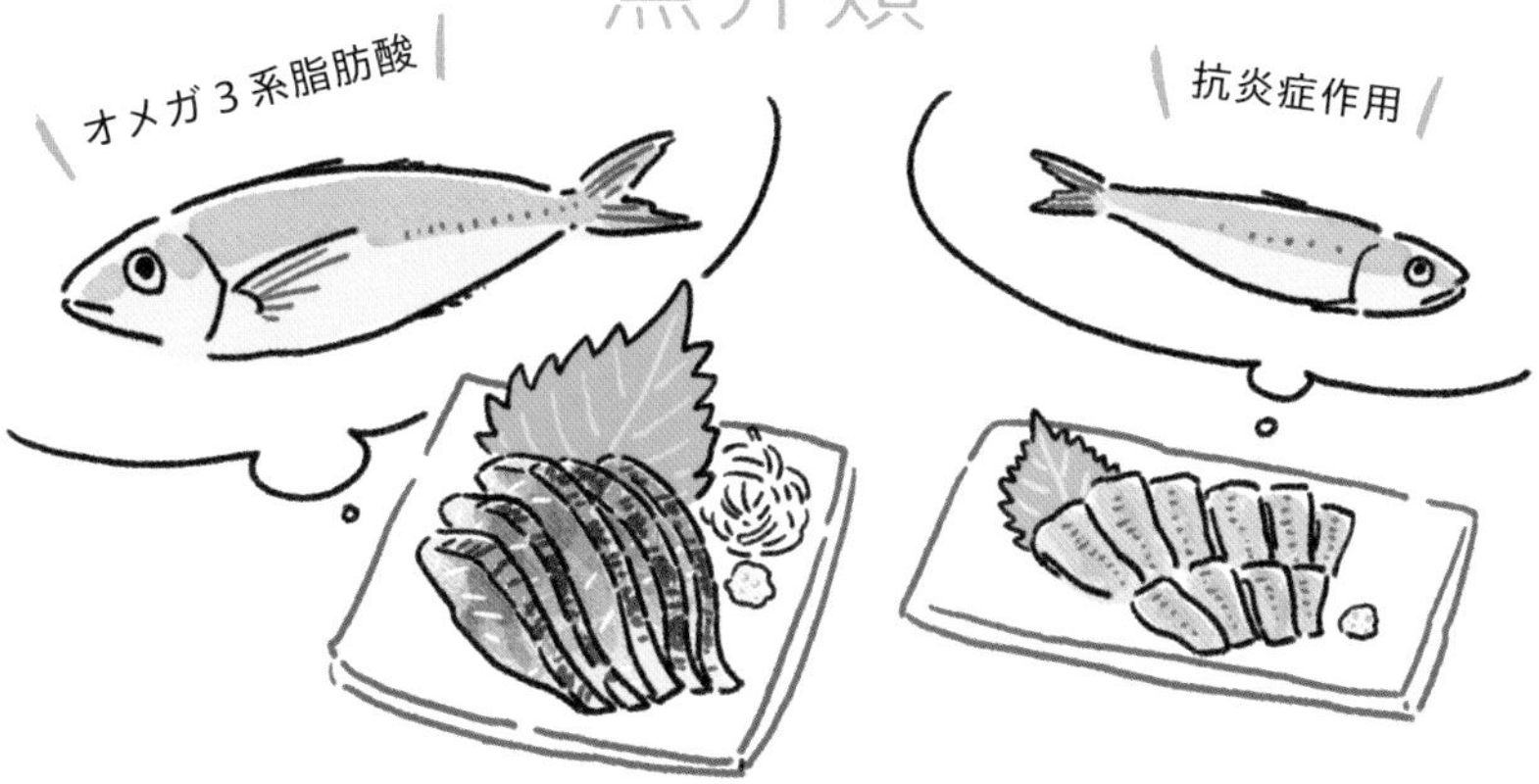
オメガ３系脂肪酸
抗炎症作用

たんぱく質は、肉類よりも魚介類でとりましょう。サバ、アジ、イワシなど青魚はオメガ3系脂肪酸のDHA、EPAが多くおすすめ。また、腸内で抗炎症作用のある脂質代謝物を作り出して腸管粘膜を守り、有用菌が増えやすい環境にしてくれます。加熱をするとDHA、EPAが失われるので、刺身で食べるのがベターです。

大豆食品

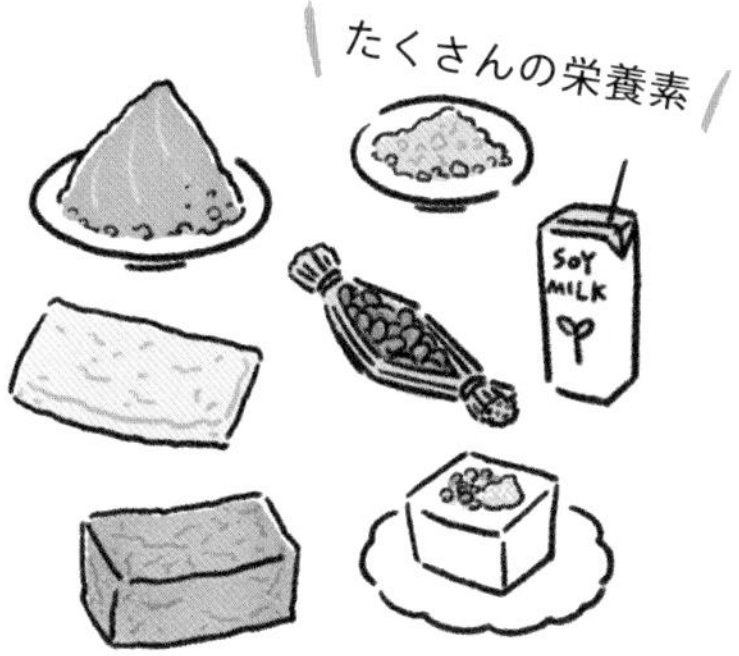
たくさんの栄養素
SOY MILK

みそ、豆腐、納豆、油揚げ、厚揚げ、豆乳、きなこなどの大豆食品は、種類も多く、食物繊維、たんぱく質、カルシウム、鉄などが豊富です。抗酸化作用もあります。

卵

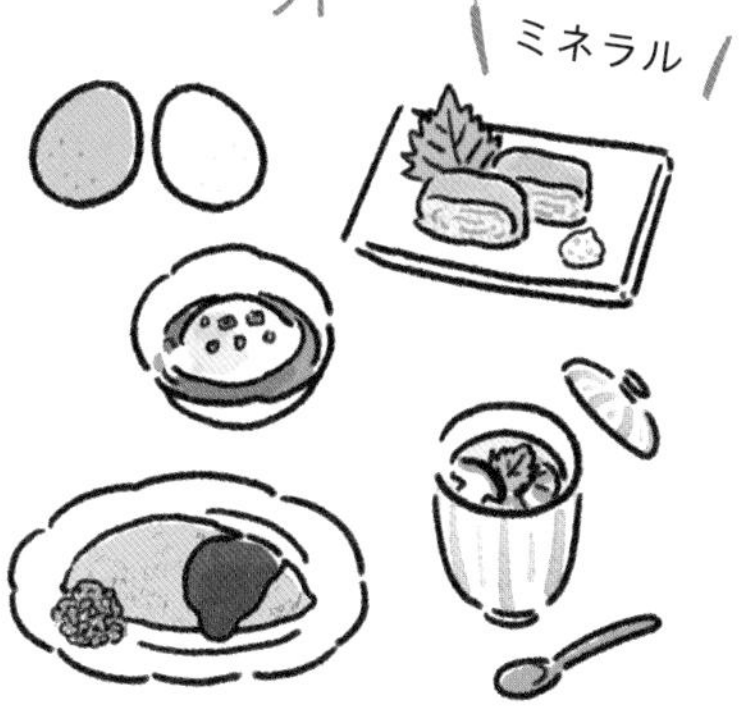
ミネラル

卵はたんぱく質、ビタミンA、B_2、D、カルシウムや鉄などのミネラルをまんべんなく含む、超優秀な栄養食品。また、卵のたんぱく質は肉よりも吸収が良いという利点も。

医師の金言

最高の食べ方③ 炭水化物の選び方

色&温度を意識して食物繊維リッチな主食に

「白より茶色」で食物繊維リッチに

主食も重要な食物繊維の源です。現代日本人の食物繊維不足は深刻ですから、食物繊維を多く含む主食を積極的に食べましょう。

選ぶポイントは、「白より茶色」。精米された白いごはんやパンよりも、玄米や胚芽米《はいがまい》、大麦、全粒粉パンを選んでください。パスタも全粒粉のものがあります。

特に食物繊維が多いのは大麦で、100g中の食物繊維含有量は6g。ぱさぱさしているので白米に混ぜて炊くか、食べやすいもち麦がおすすめです。五穀米や古代米を少し混ぜて炊くのも良いでしょう。

冷まして食べるとなお効果的

炭水化物は、冷えるとビフィズス菌のエサであるレジスタントスターチになります。レジスタントスターチは熱々のごはんよりも、冷ごはんやおにぎり、冷製パスタに多く含まれます。主食だけでなく、冷えたポテトサラダも同様です。

レジスタントスターチは消化されにくいでんぷんなので、食後の血糖値の急上昇を抑え、糖尿病や肥満の予防・改善にも効果的。また、短鎖脂肪酸を作り出し腸内フローラを若返らせます。腸のために、食べ物の温度にも意識を向けてみましょう。

玄米・大麦・古代米

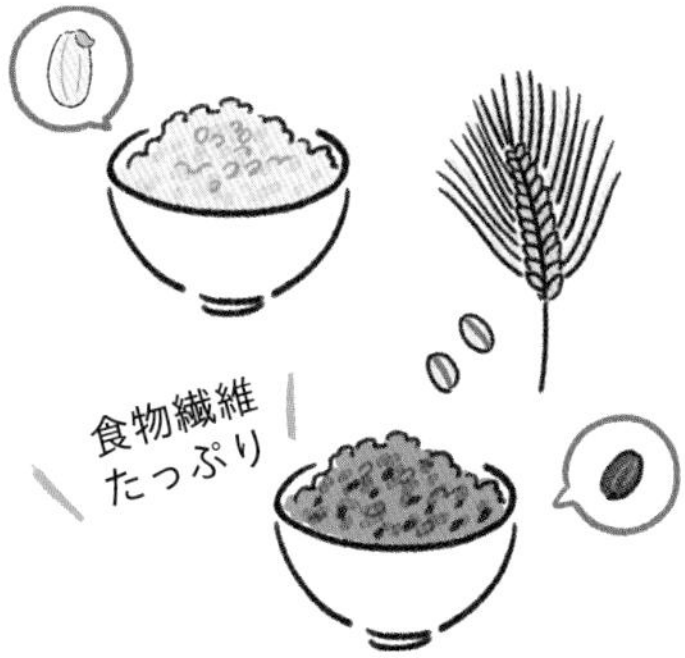

いずれも白米よりも食物繊維が豊富で、中でも大麦は白米の約20倍の食物繊維を含みます。古代米は赤米、黒米があり、どちらも白米よりもビタミン・ミネラルを豊富に含みます。

全粒粉

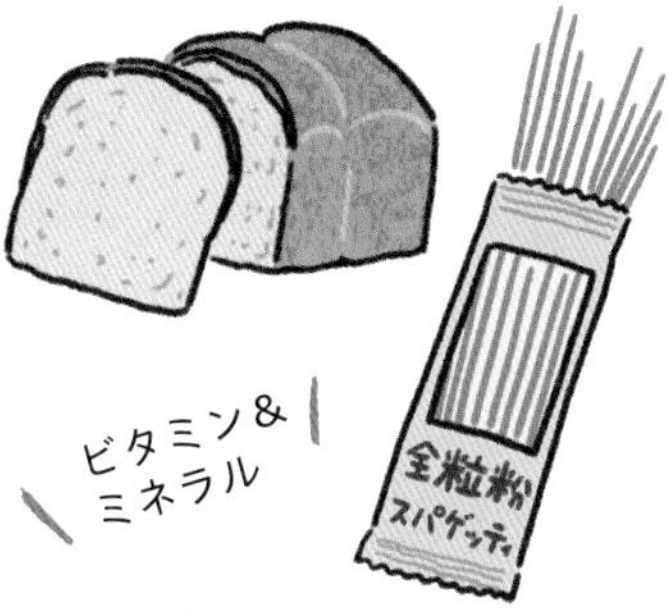

全粒粉は１割以上が食物繊維で、白い小麦粉よりもビタミン、ミネラル、ポリフェノールが豊富。満腹感が得やすく肥満防止になるほか、糖質の吸収が遅く血糖値の急上昇を抑えます。

レジスタントスターチ

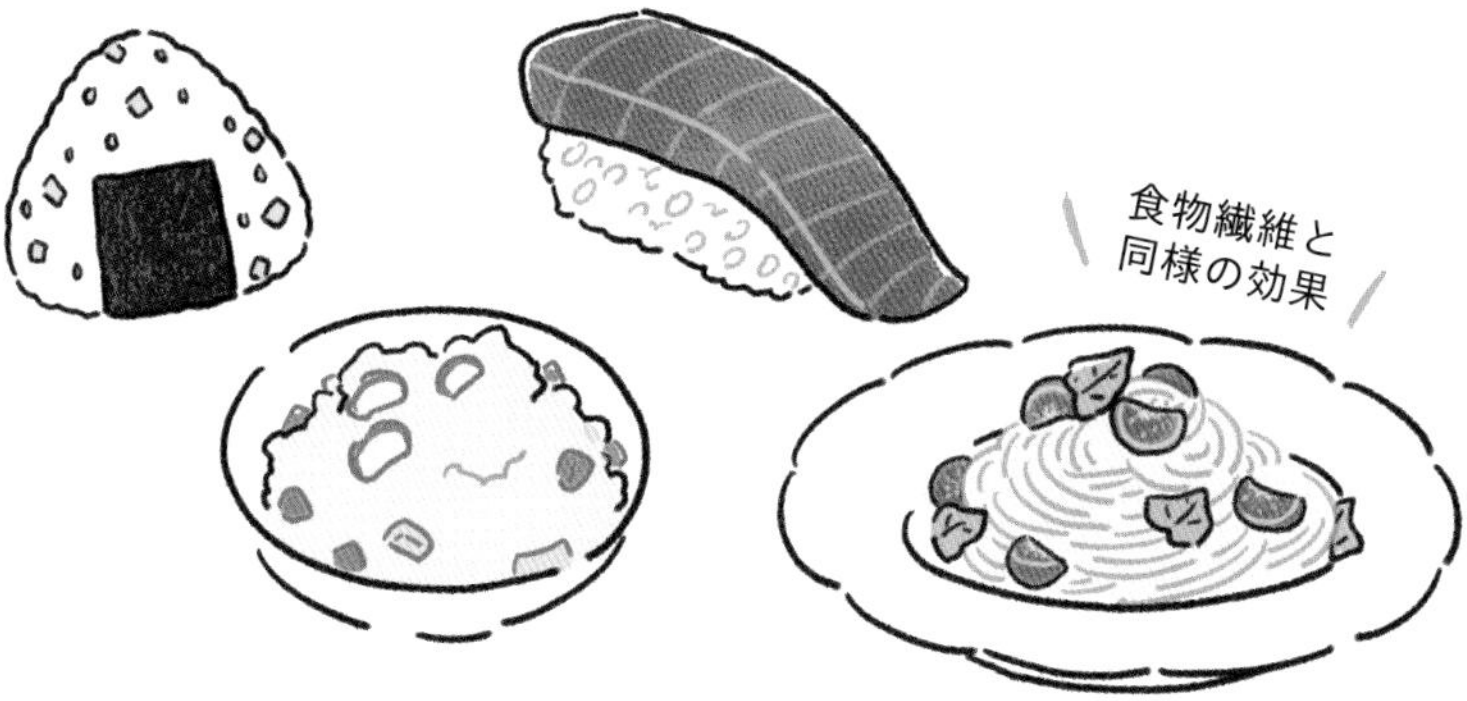

消化されずに大腸まで送られ、食物繊維と同じようなはたらきをするでんぷん「レジスタントスターチ」。穀物やイモ類、豆類などに含まれています。レジスタントスターチは温度で変化し、加熱すると消化されてしまうので、ごはんを食べるならおにぎりやお寿司、じゃがいもなら冷たいポテトサラダにするのがおすすめ。

最高の食べ方④ 油の選び方

とりすぎ注意！ 体に良い油を選ぼう

老化防止にはオメガ3系

油には、バターやラード、牛脂などの固まりやすい「飽和脂肪酸」と、さらさらで固まりにくい「不飽和脂肪酸」があります。**体に良いと言われるオリーブ油、アマニ油、えごま油などは全て不飽和脂肪酸**です。

不飽和脂肪酸はさらにオメガ9系、オメガ6系、オメガ3系に分類されます。**オメガ3系は体内で作ることのできない必須脂肪酸の1つで、炎症を抑制したり血栓を予防するはたらき**があります。アマニ油、えごま油、青魚に多く含まれるDHAやEPAも、不飽和脂肪酸の仲間でオメガ3系の油です。飽和脂肪酸が全て体に悪いというわけではありませんが、とりすぎると腸内環境を悪化させます。

気をつけたいトランス脂肪酸

体に良くないのは人工的に作られるトランス脂肪酸を含む油で、マーガリンやショートニング、ファットスプレッドやそれらを原料として作ったパン、洋菓子、ドーナツ、揚げ物などに多く含まれます。とりすぎると肥満や生活習慣病のリスクを高めてしまいます。

脂質は人間に必要な栄養素の1つではありますが、とりすぎは肥満の原因に。同じくとるなら体に良い油を選び、適量を体に入れるようにしましょう。

オリーブ油

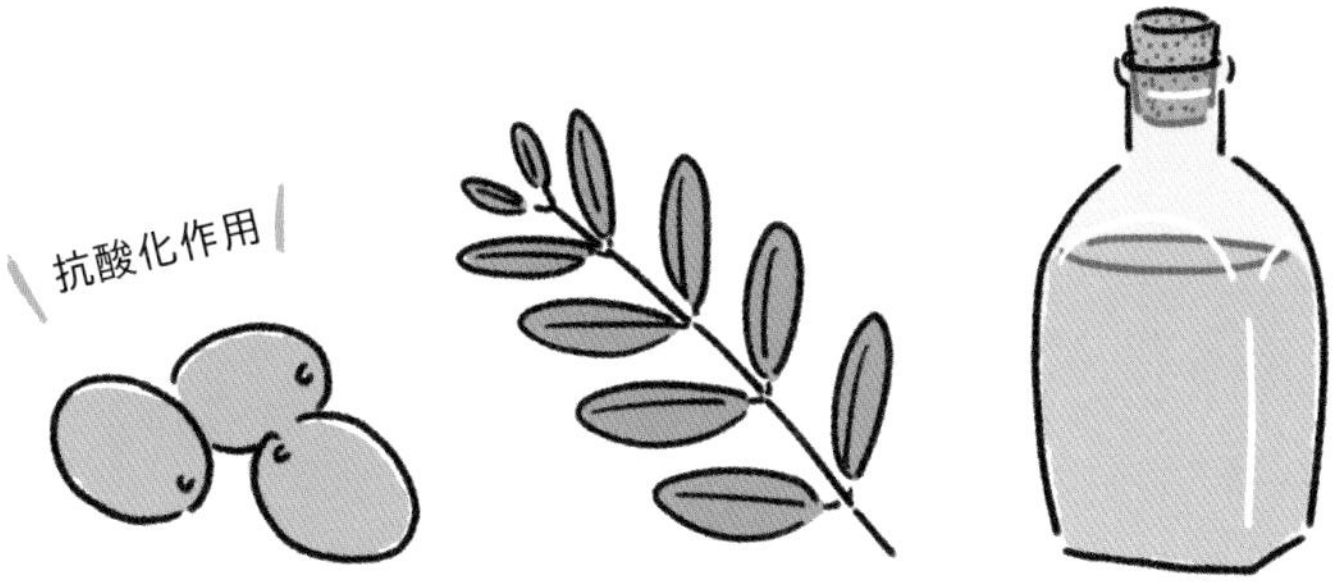
抗酸化作用

オリーブ油の主成分はオレイン酸で、不飽和脂肪酸の仲間。オメガ9系に属しています。抗酸化作用のあるビタミンE、ポリフェノール、クロロフィルといった栄養素を含み、善玉コレステロールを減らさずに悪玉コレステロール値を下げるはたらきも。生活習慣の予防や、肌を若返らせる効果もあるため、老化防止におすすめと言えます。

アマニ油

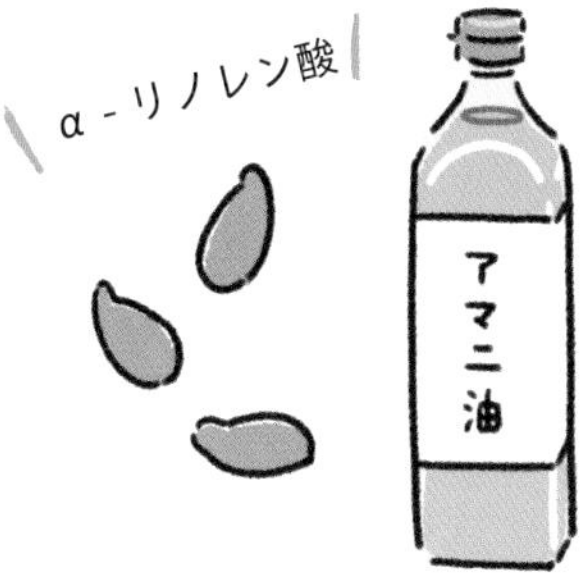
α - リノレン酸
アマニ油

オメガ3系のα - リノレン酸を多く含みます。人間の体内では作れないため、食べ物から取り入れる必要があります。熱に弱いのでサラダにかけるなどして生で食べましょう。

米油

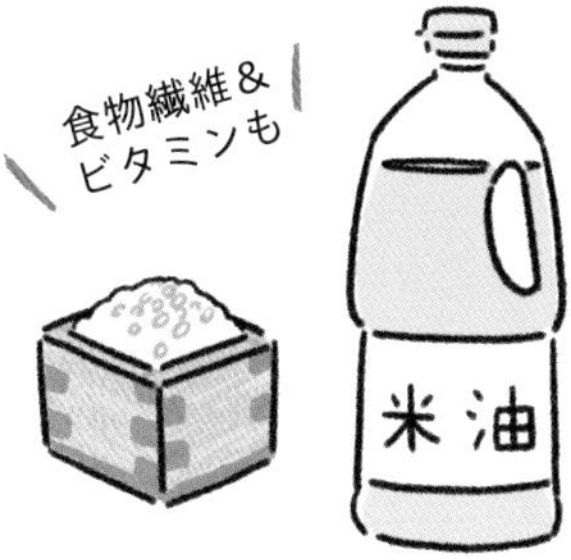
食物繊維&
ビタミンも
米油

玄米を原料とし、オメガ6系のリノール酸とオメガ9系のオレイン酸をバランス良く含む油です。植物ステロールという食物繊維のほか、ビタミンEが豊富に含まれています。

医師の金言

最高の食べ方❺　おやつの食べ方

脂肪＆塩分＆糖分のとりすぎに注意

食物繊維の多いおやつを選ぼう

食事と食事の間隔は4〜5時間程度空けることが理想です。とはいえ、小腹がすくこともあるでしょう。おやつの本来の意味は、朝昼晩の3食では不足する栄養素を補うこと。軽いおやつを食べるなら、栄養バランスが良くて食物繊維が豊富なものを選びましょう。

腸に良いおやつとしては、**ふかしたさつまいも、天然の果物、ヨーグルト**などは特におすすめです。甘いものが食べたいときは、洋菓子より和菓子を選びましょう。反対に、高脂肪のものや塩分・糖分のとりすぎは注意が必要です。**果糖に注意して、砂糖は上白糖ではなく色のついたものを取り入れましょう。**

200kcal以内が目安

カロリーのとりすぎにも要注意です。農林水産省が推奨する1日に必要なエネルギー量は、活動量の少ない成人女性で1400〜2000kcal、男性は2200±200kcal程度。おやつは、200kcal以内を目安にしましょう。みかん1個、リンゴ半分、なし半分は約50kcal、ふかしいも100gで130kcal。大福もちは1個約240kcalで、カロリーオーバーになってしまいます。カロリーの観点からも、おやつには天然の果物が最適かもしれません。

さつまいも

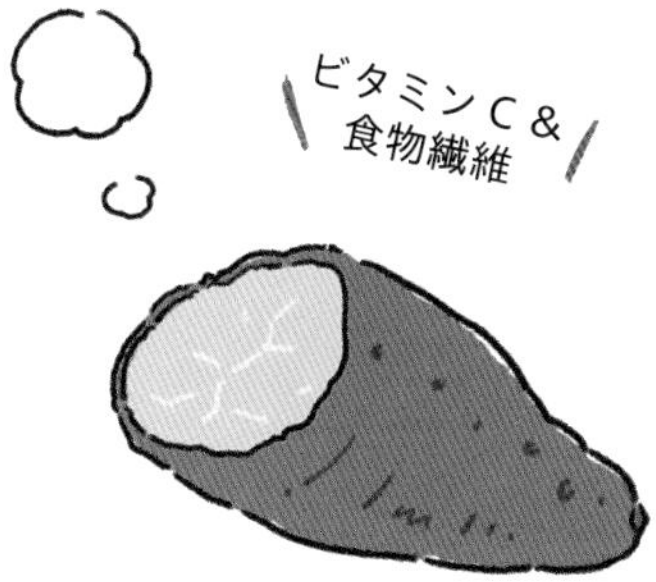

ビタミンC、カリウムが豊富で、血糖値やコレステロール値を下げ、免疫力を強化。抗酸化作用もあります。食物繊維が豊富で腹もちも良く、焼きいもにして皮ごと食べるのがおすすめ。

果物

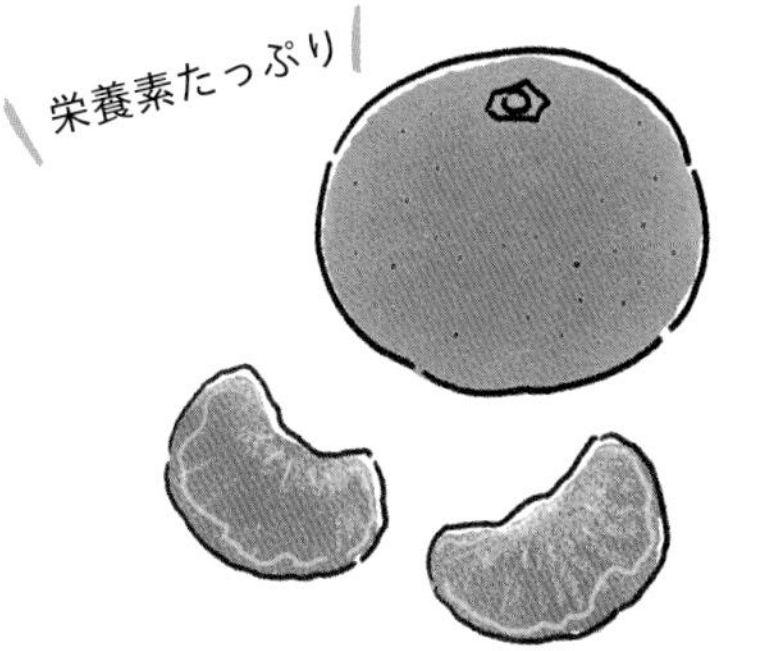

ビタミン、ミネラル、食物繊維が多く、低カロリーの果物はおやつに最適。ただ、果糖（糖質）が多いので、いくら低カロリーといっても食べすぎは禁物。栄養が凝縮したドライフルーツもおすすめ。

ヨーグルト

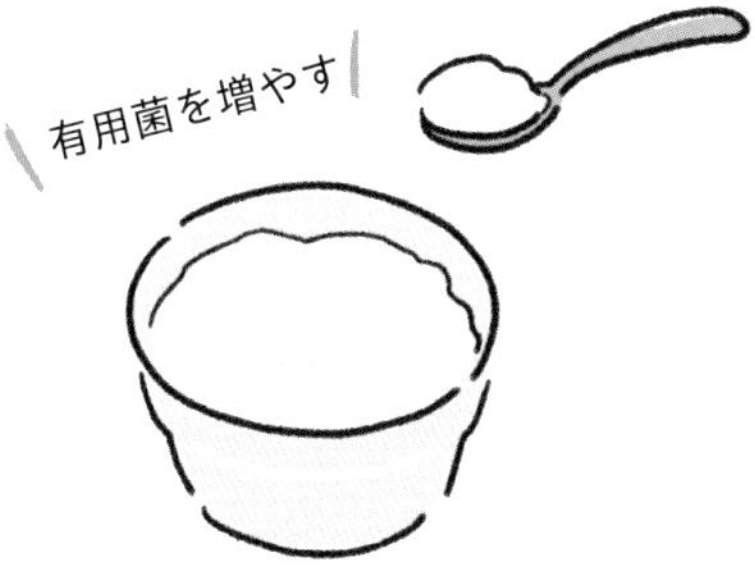

ビフィズス菌や乳酸菌を豊富に含み、腸内の有用菌を増やし、腸内環境を良くしてくれます。シリアルやドライフルーツと一緒に食べると食物繊維やビタミンがプラスされてより効果的です。

和菓子

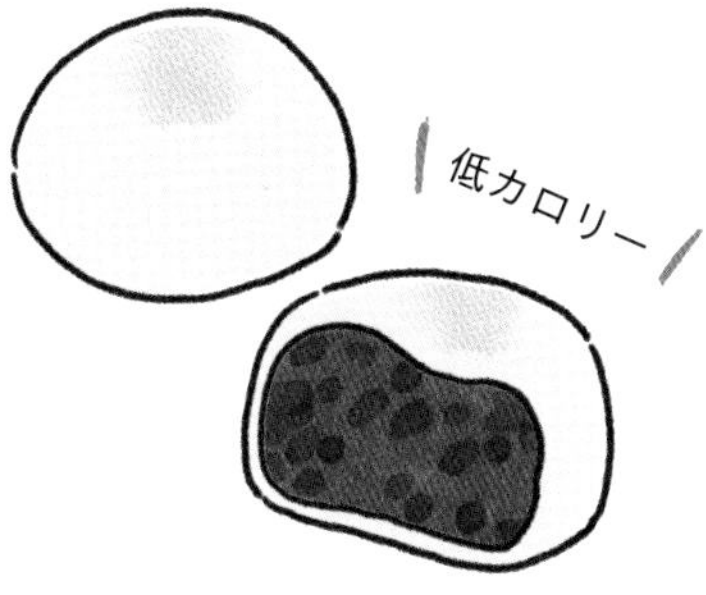

バターや生クリームを使わない和菓子は脂質が少なく低カロリー。あんこの材料の小豆は食物繊維が豊富で、血栓を溶かすサポニンや老化防止に効果的なポリフェノールも含んでいます。

医師の金言

最高の食べ方❻ 飲み物の選び方

ポリフェノールで老化防止

ジュースは糖分のとりすぎに注意

野菜や果物は食物繊維が豊富で、基本的にどれも腸に良いのですが、それは、野菜や果物として食べた場合のことです。市販の野菜ジュースや果物ジュースは、甘味が加えられていることが多いですし、繊維質が取り除かれていたり、熱で殺菌するため熱に弱いビタミン類が壊れていたりすることもあり、**得られる栄養素は野菜や果物を丸ごと食べるよりかなり減ります**。また、ジュースの状態になると、果物に含まれる果糖が体に吸収されやすくなるため、糖分のとりすぎになるおそれがあります。輸入ものの濃縮還元ジュースは特におすすめしません。できれば、**家庭でスムージーを作り、できたてを飲む**のがおすすめ。材料も自分で選べますし、栄養素の損失も少なく、安心して効果的に食物繊維を摂取することができます。

コーヒー＆緑茶で老化防止

緑茶に含まれるケルセチンはポリフェノールの一種。82ページでも触れましたが、**老化を防ぐ腸内細菌であるアッカーマンシア菌のエサになり、抗酸化作用や抗炎症作用**もあります。コーヒーにもポリフェノールが多く含まれているため、ふとした休憩のおともにはこのどちらかを選びましょう。

コーヒー

カフェイン&ポリフェノール

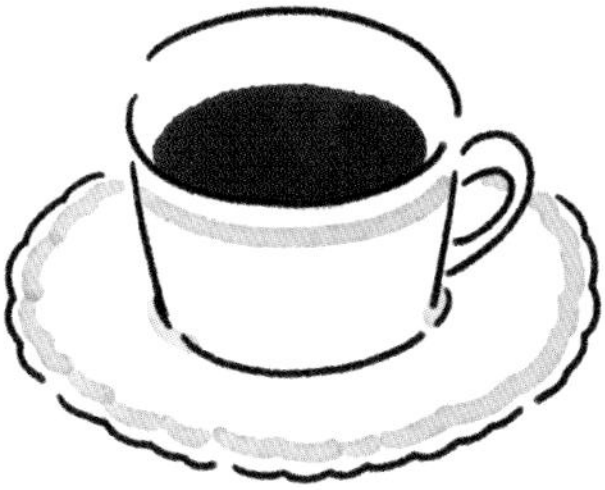

コーヒーに含まれるカフェインは、集中力を高め、利尿効果で体内の老廃物の排出をうながしたり、心臓の筋肉の収縮力を高めたりするはたらきがあります。ポリフェノールも多く含み、炎症を防いでくれます。

緑茶

ビタミン&ポリフェノール

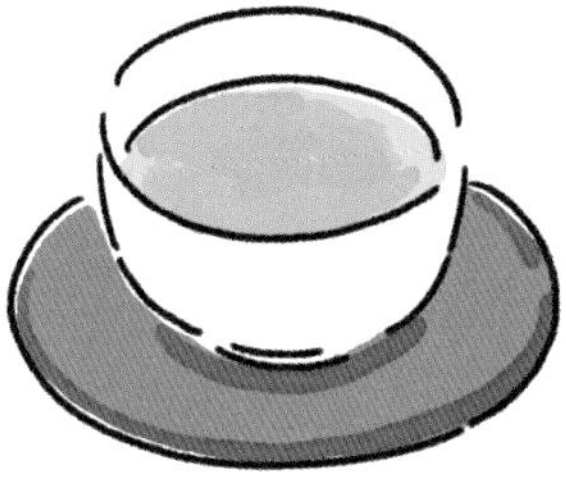

茶葉はビタミンB群、ビタミンC、ビタミンB_3（ナイアシン）などを含み、血中コレステロール値や、体脂肪率を下げます。ポリフェノールの一種、カテキンは活性酵素を除去し、老化予防に効果的です。

手作りジュース

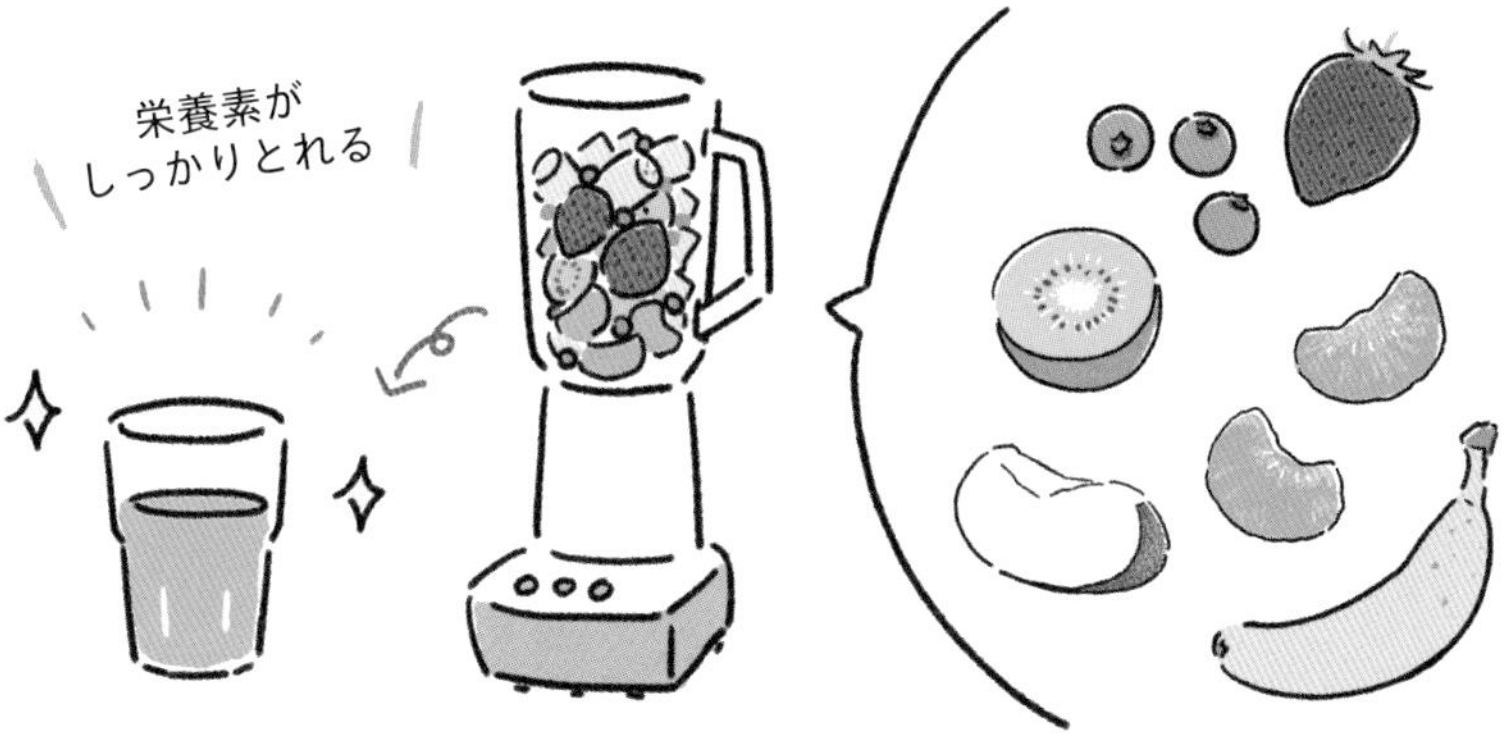

普段の食事だけで水溶性食物繊維を摂取するのは難しいので、不足を補うために私は毎朝、手作りのスムージーを飲んでいます。基本の材料は、高発酵性食物繊維として知られるグアー豆分解物サンファイバー5gと、豆乳、バナナ1本、はちみつ、緑茶青汁粉末。お好みできなこやオリーブ油をプラスしても。

医師の金言

最高の食べ方⑦ 菌活の取り入れ方

自分の腸に合う食品を探そう

発酵食品＋食物繊維のシンバイオティクスが最強

発酵食品を食べて腸内環境を整えることを**プロバイオティクス**といいます。ただ、腸内フローラは3歳までに決まるので、いくら発酵食品を食べても新たな有用菌は腸内に定着されません。ですから有用菌の効果を得たいのであれば毎日食べ続ける必要があります。

これに対し、有用菌そのものではなく有用菌のエサとなるものを摂取して、今いる有用菌を増やすことを**プレバイオティクス**といいます。有用菌のエサとは、これまでも述べてきた発酵性食物繊維やオリゴ糖です。

プロバイオティクスとプレバイオティクスとの2つを同時に行うことをシンバイオティクスといい、新たな腸の健康法として最近注目されています。

自分の腸に合った食品を探そう

たとえばヨーグルトは各メーカーからさまざまな菌を含むものが市販されていますが、人によってはかえって腹痛や下痢を起こしてしまう場合もあります。**同じ菌でも合う人と合わない人がいる**のです。今の自分にはどのような食品が必要かを把握するためにも、いろいろな食品を試してみましょう。**自分にとって良い食べ物を選べるようになる**ことを目標に。

ヨーグルト・乳酸菌飲料

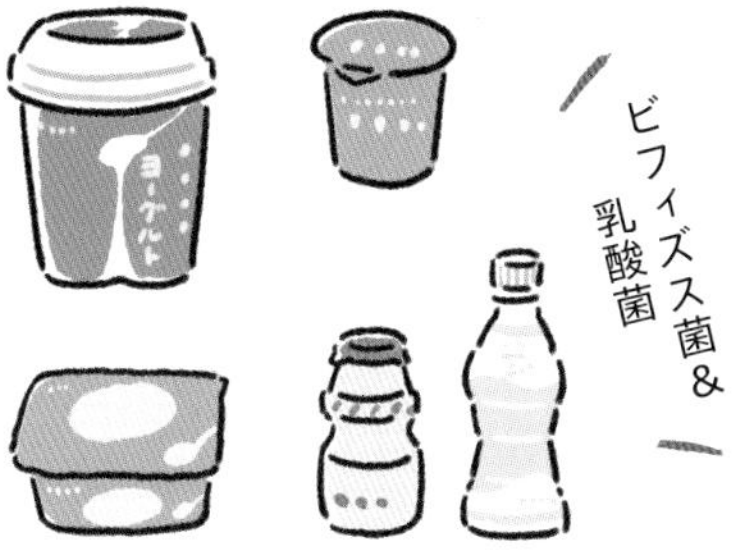
ヨーグルト
ビフィズス菌&乳酸菌

ビフィズス菌や乳酸菌は、悪用菌の増殖を抑え有用菌を増やしてくれますが、どちらも何百種類も存在し、人によって合う合わないがあります。自分に合う菌を見つけて取り入れましょう。

キムチ

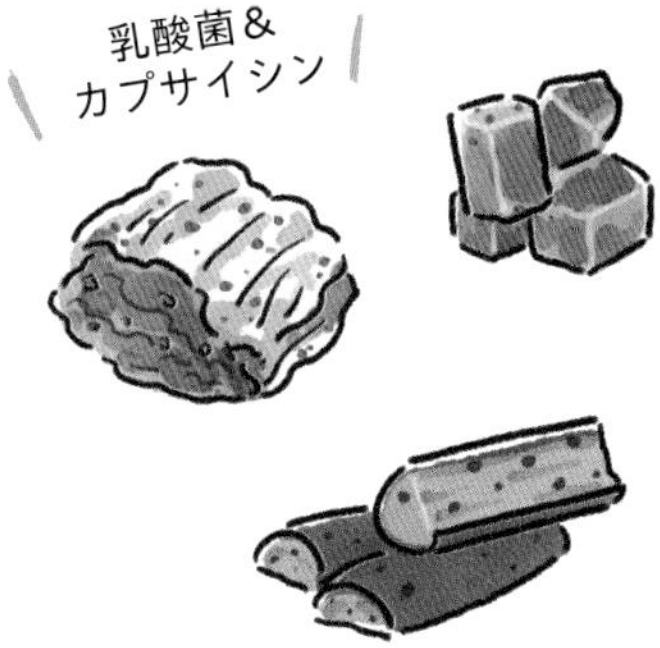
乳酸菌&
カプサイシン

ビタミンB群、βカロテン、食物繊維を含み、有用菌を増やす乳酸菌も多く含まれています。また、コレステロール値や血圧を下げ、胃腸の環境を整えるカプサイシンも含まれています。

チーズ

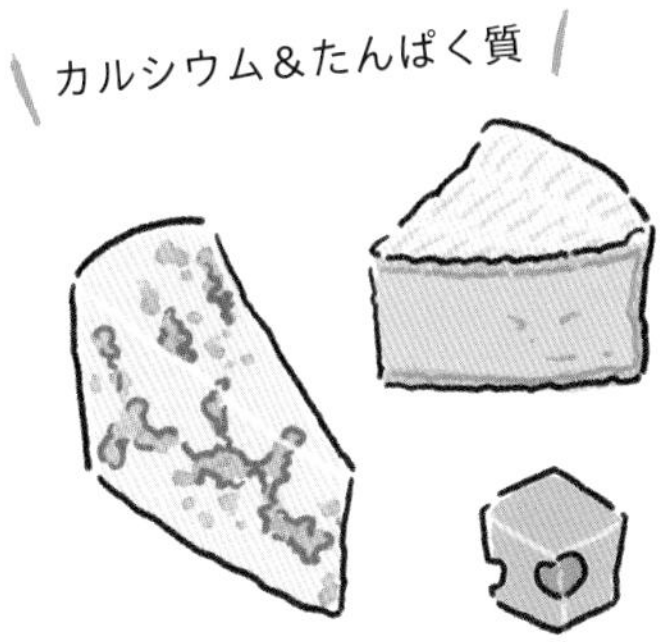
カルシウム&たんぱく質

カルシウム、脂質、たんぱく質、ビタミンA、B_2、B_3群、Eが豊富。ナチュラルチーズは製造時に加熱しないため、乳酸菌が豊富で、生きたまま腸に届き、有用菌が増えやすい環境を作ります。

納豆

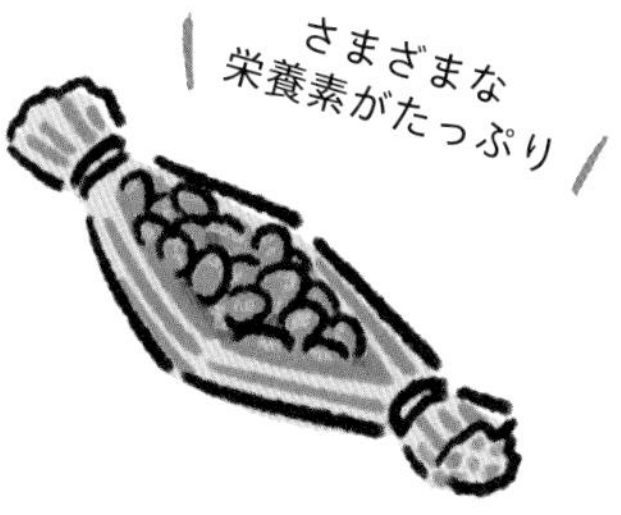
さまざまな
栄養素がたっぷり

納豆はたんぱく質、脂質、糖質、ビタミン、ミネラルなどの栄養をまんべんなく含む栄養食品。水溶性、不溶性の食物繊維をバランス良く含み、食物繊維は100g当たり約6.7gと豊富です。

油もバランスが大事

油は、人間の体に必要な三大栄養素（たんぱく質・糖質・脂質）のうちの脂質に当たります。油というと肥満の大敵と思うかもしれませんが、体を動かすためのエネルギー源であり、細胞膜やホルモンを作り出す材料となる、体にとって重要な栄養素なのです。

さらに、油は美容や健康に良いビタミンA・D・E・Kなどの吸収を高めるはたらきもあります。油の種類を知って、体に良い油をとるようにしましょう。

健康のために特におすすめなのは、オメガ３系とオメガ９系に分類される油です（詳しくは90ページ参照）。私は国産米を使用した米油を愛用しています。オメガ３系のえごま油やアマニ油は熱に弱いので、サラダなど火を通さない料理に使用すると良いですね。

オメガ６系に分類される油も体に欠かせないのですが、とりすぎには注意が必要。白血球を活性化させる作用がはたらきすぎて、自分の細胞も攻撃して血管が傷つき、その傷にコレステロールなどが溜まることで動脈硬化につながると言われています。外食や加工食品、スナック類に多く使用されているので、とりすぎには注意しましょう。

第4章

今日から実践！老化防止レシピ

これまで学んだ内容が実践できるレシピを30品紹介します。体に良い食材を手軽にたくさん取り入れていきましょう。

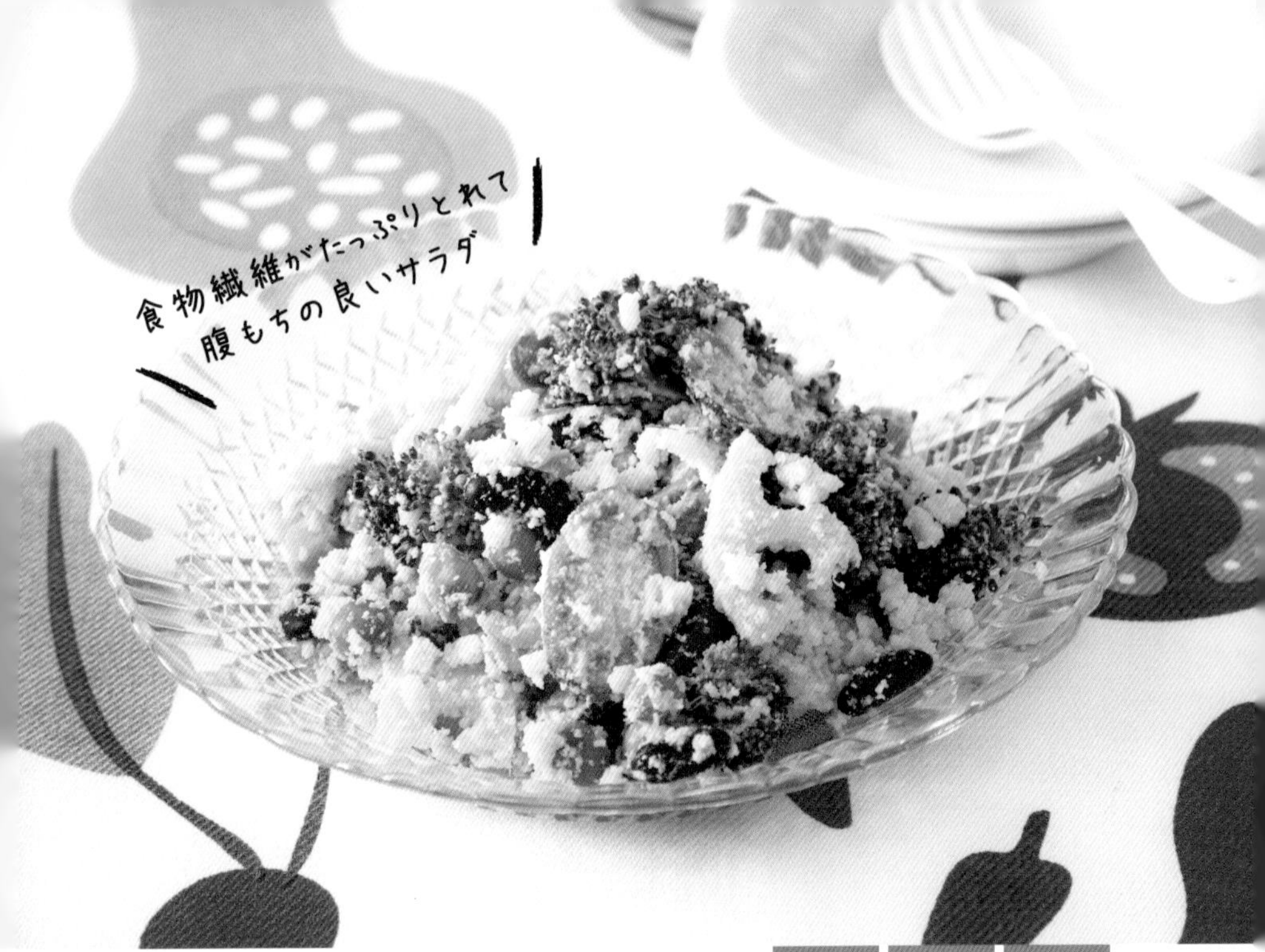
食物繊維がたっぷりとれて
腹もちの良いサラダ

カロリー	たんぱく質	食物繊維
181 kcal	6.0 g	10.4 g

ブロッコリー、おから、もち麦のボリュームサラダ

材料（作りやすい分量）

おから…50g（フライパンで乾煎《からい》りする）
ブロッコリー…4房（小さく切る）
レンコン…50g
（薄いいちょう切りにして水にさらす）
ごぼう…50g
（斜め薄切りにして水にさらす）
ミックスビーンズ…1袋（約50g）
ゆでもち麦…大さじ2

A
- ヨーグルト…大さじ2
- レモン汁…小さじ1
- 塩…小さじ1/2
- オリーブ油…大さじ1

作り方

1 フライパンにブロッコリー、レンコン、ごぼうを入れる。材料が被るくらいの水、塩少々（各分量外）を加え、ふたをして3分ほど蒸し煮して汁気を切る。

2 ボウルにAを合わせ、おからを加えてなじむように混ぜ、1、ミックスビーンズ、もち麦を加えてさらに混ぜる。

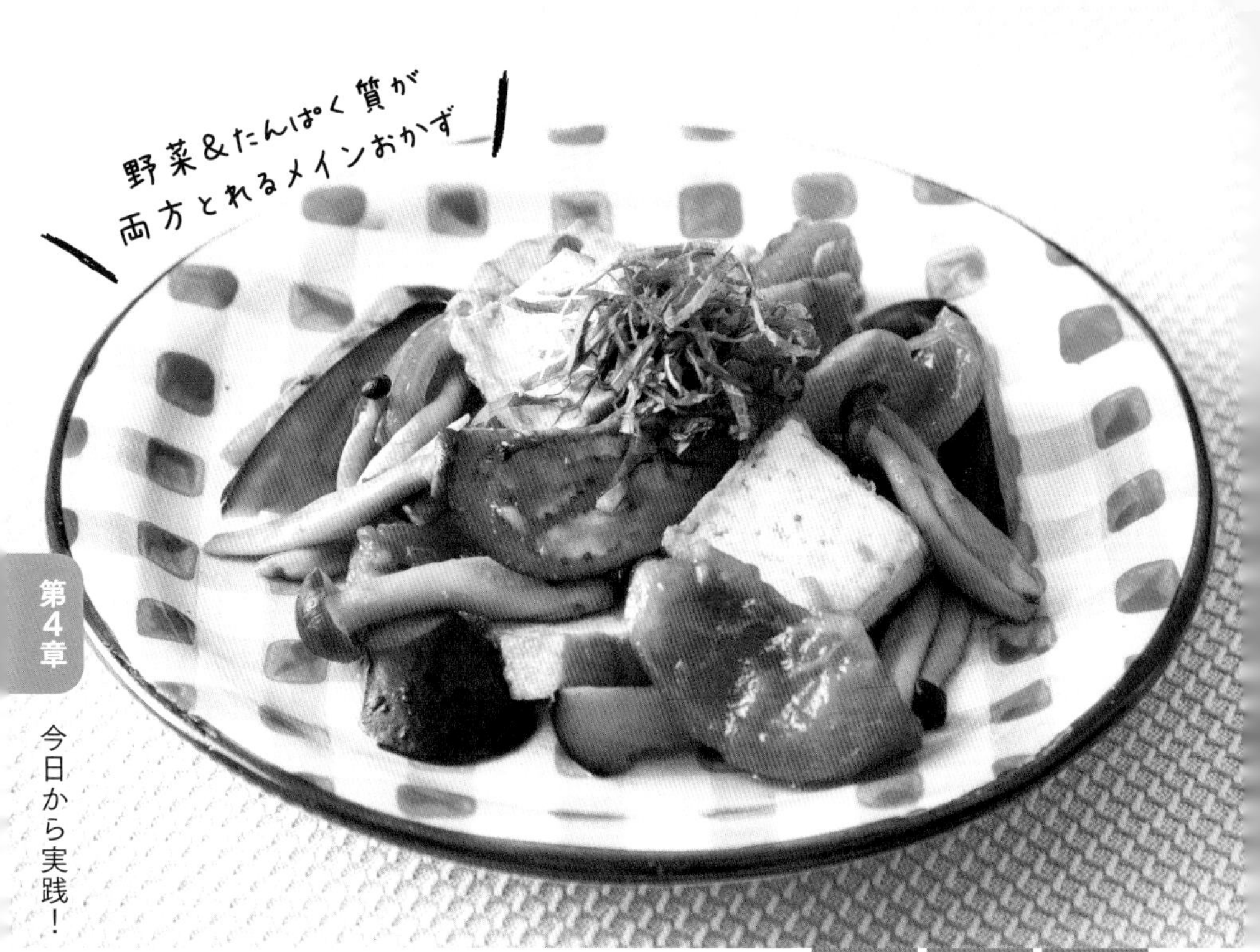

野菜&たんぱく質が
両方とれるメインおかず

カロリー 177 kcal | たんぱく質 7.3 g | 食物繊維 4.4 g

ナス、トマト、厚揚げのポン酢炒め

材料（2人分）

ナス…2本（長めの乱切り）
トマト…1個（くし形切り）
しめじ…小1パック（ほぐしておく）
厚揚げ…1/2枚（一口大に切る）
しょうが…小1かけ（千切り）
米油…大さじ1
ポン酢しょうゆ…大さじ1と1/2
しそ…2枚（千切り）

作り方

1 フライパンに米油、しょうがを入れて弱火で炒め、香りが立ったら、ナス、しめじ、厚揚げを加えて炒める。

2 ナスがしんなりしたら、トマトを加えてさっと炒める。トマトがくずれかけたらポン酢しょうゆを回し入れてなじませるように炒め、器に盛り、しそを乗せる。

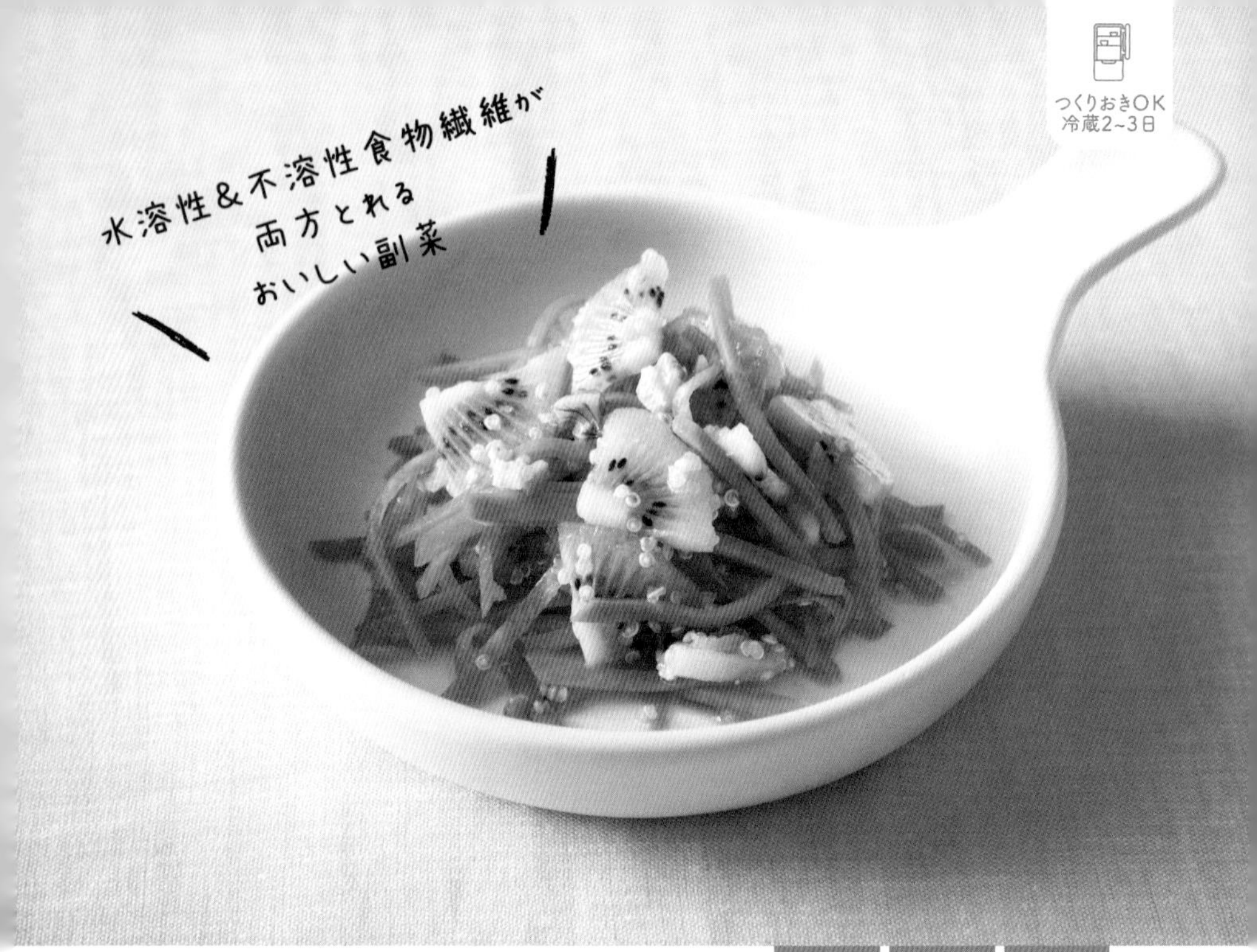
水溶性&不溶性食物繊維が
両方とれる
おいしい副菜
つくりおきOK
冷蔵2~3日

カロリー	たんぱく質	食物繊維
151 kcal	1.9 g	2.9 g

キウイ入り キャロットラペ

材料（2人分）

ニンジン…2/3本
（約100g / 斜め薄切りした後に千切りにし、ニンジンの1%の重量の塩で塩もみ）
キウイ…1個（いちょう切り）
ゆでたキヌア…大さじ2（約30g）
くるみ…2かけ
（レンジで30秒ローストして刻む）

ドレッシング
酢・オリーブ油…各大さじ1
きび砂糖…小さじ1/2

作り方

1 ボウルにドレッシングの材料を混ぜておく。
2 ニンジン、キウイ、キヌア、くるみを1に加えて和える。

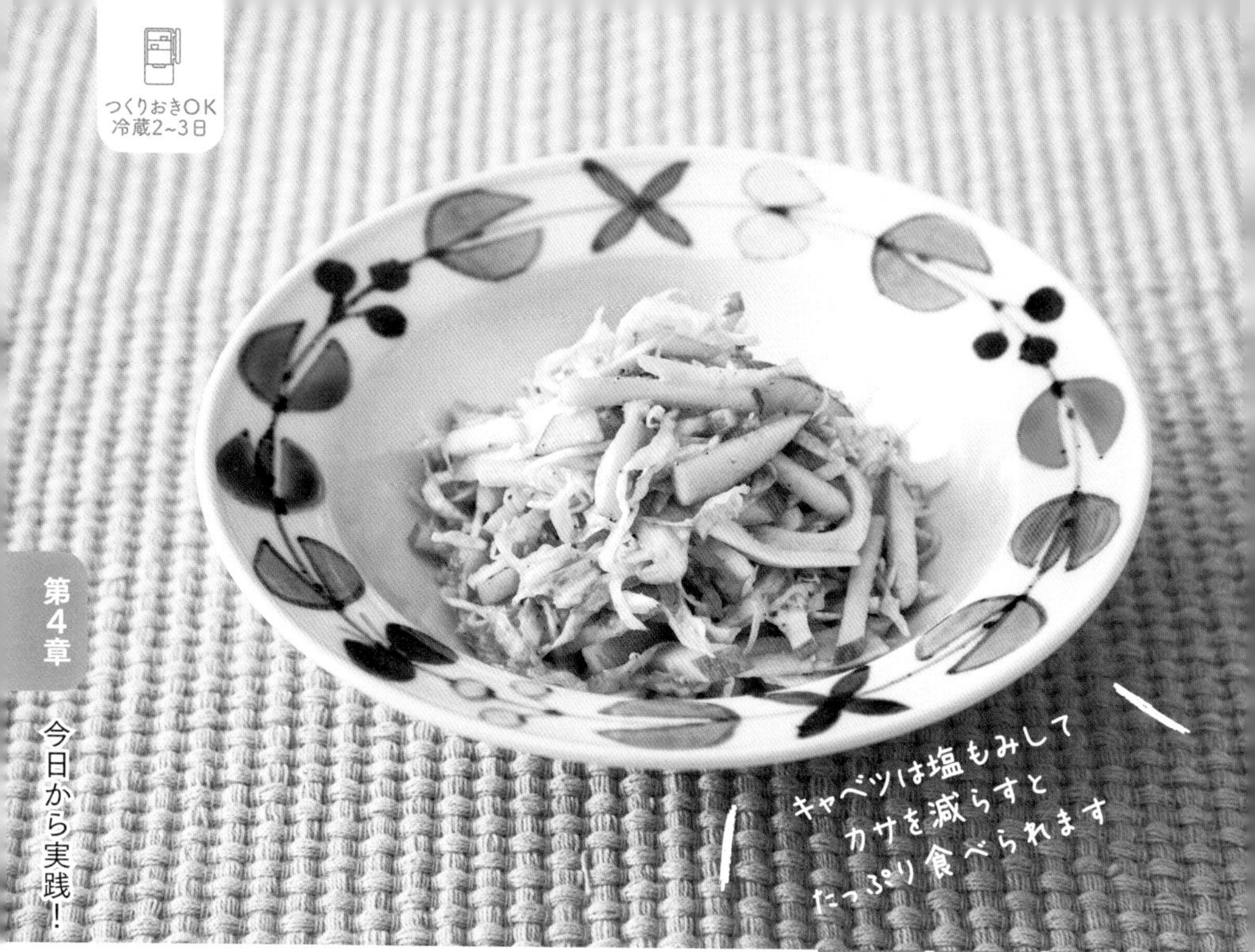
キャベツは塩もみして
カサを減らすと
たっぷり食べられます

カロリー	たんぱく質	食物繊維
83 kcal	1.5 g	2.0 g

キャベツとリンゴのごま和え

材料(2人分)

キャベツ…100g
(千切りにし、キャベツの1%の重量の塩で塩もみ)

リンゴ…1/4個
(皮つきのまま薄切りした後に細切り)

A
すりごま…大さじ1
米油…大さじ1/2
しょうゆ…小さじ1

作り方

1 ボウルにAを合わせ、キャベツ、リンゴを和える。

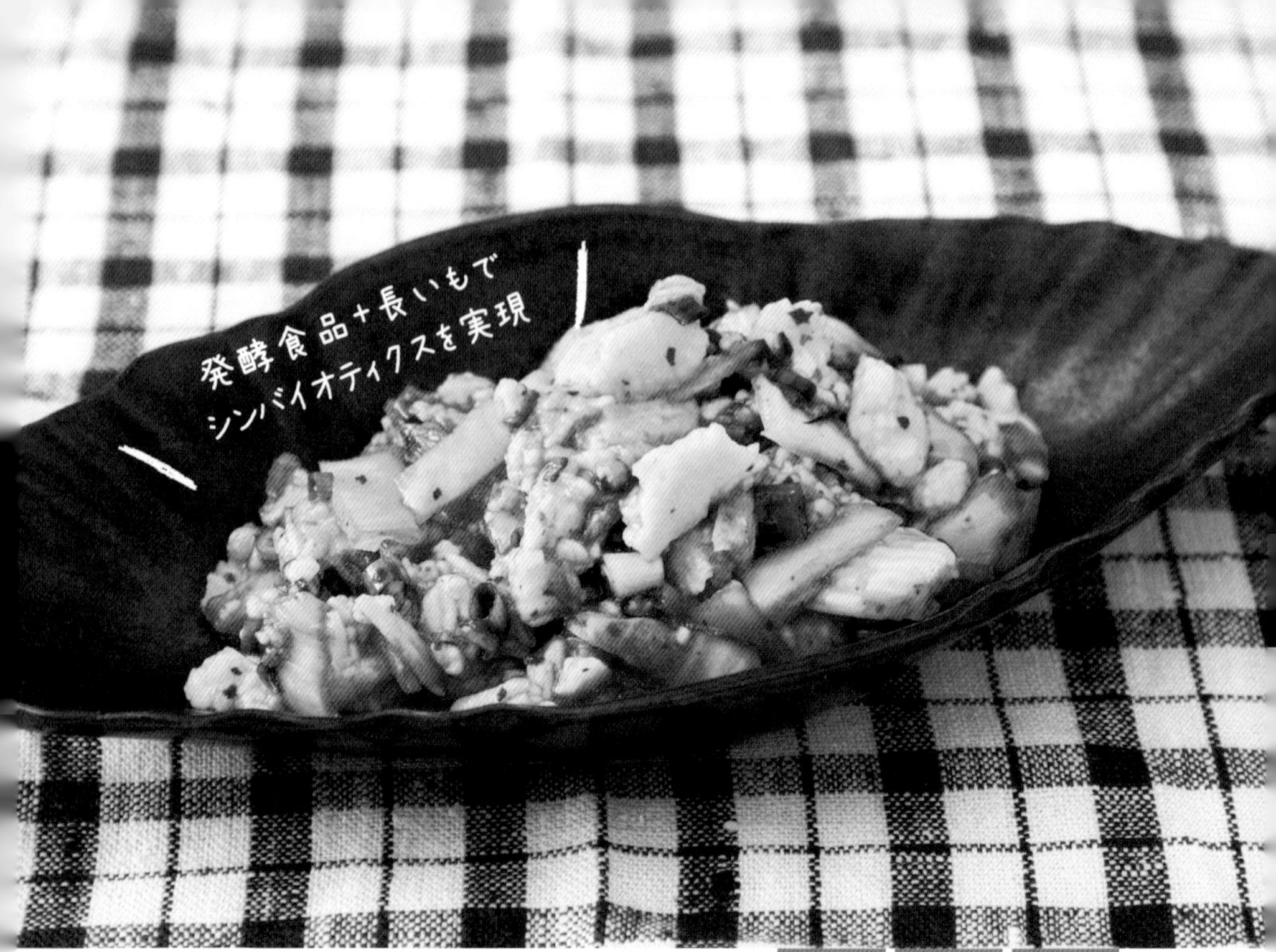
発酵食品＋長いもで
シンバイオティクスを実現

カロリー 71 kcal | たんぱく質 1.8 g | 食物繊維 1.3 g

長いものキムチ和え

材料（2人分）

長いも…150g（皮をむく）
キムチ…50g（刻む）
小ねぎ…1本（小口切り）
ごま油・しょうゆ…各小さじ1

作り方

1 ポリ袋の中に長いもを入れ、麺棒などでたたいてつぶす。キムチ、小ねぎ、ごま油、しょうゆを加えて和える。

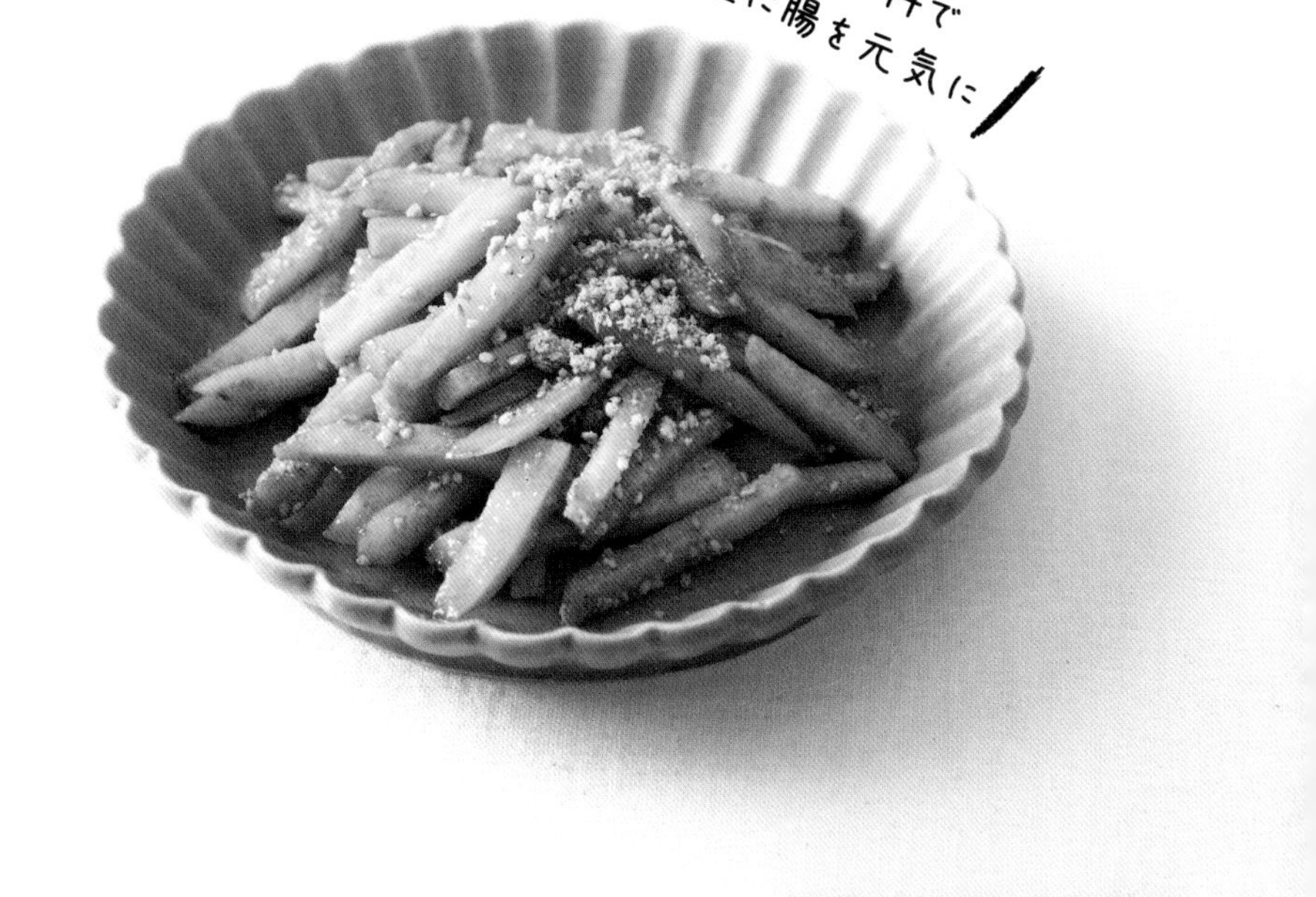

カロリー	たんぱく質	食物繊維
132 kcal	1.9 g	1.3 g

キクイモの
はちみつきんぴら

材料（2人分）

キクイモ（またはサトイモ）…100g
（5㎜幅の棒状に切る）

オリーブ油…大さじ1

はちみつ・しょうゆ・すりごま…各小さじ2

作り方

1　オリーブ油を中火で熱し、キクイモを炒める。はちみつ、しょうゆを絡め、仕上げにすりごまを加えて和える。

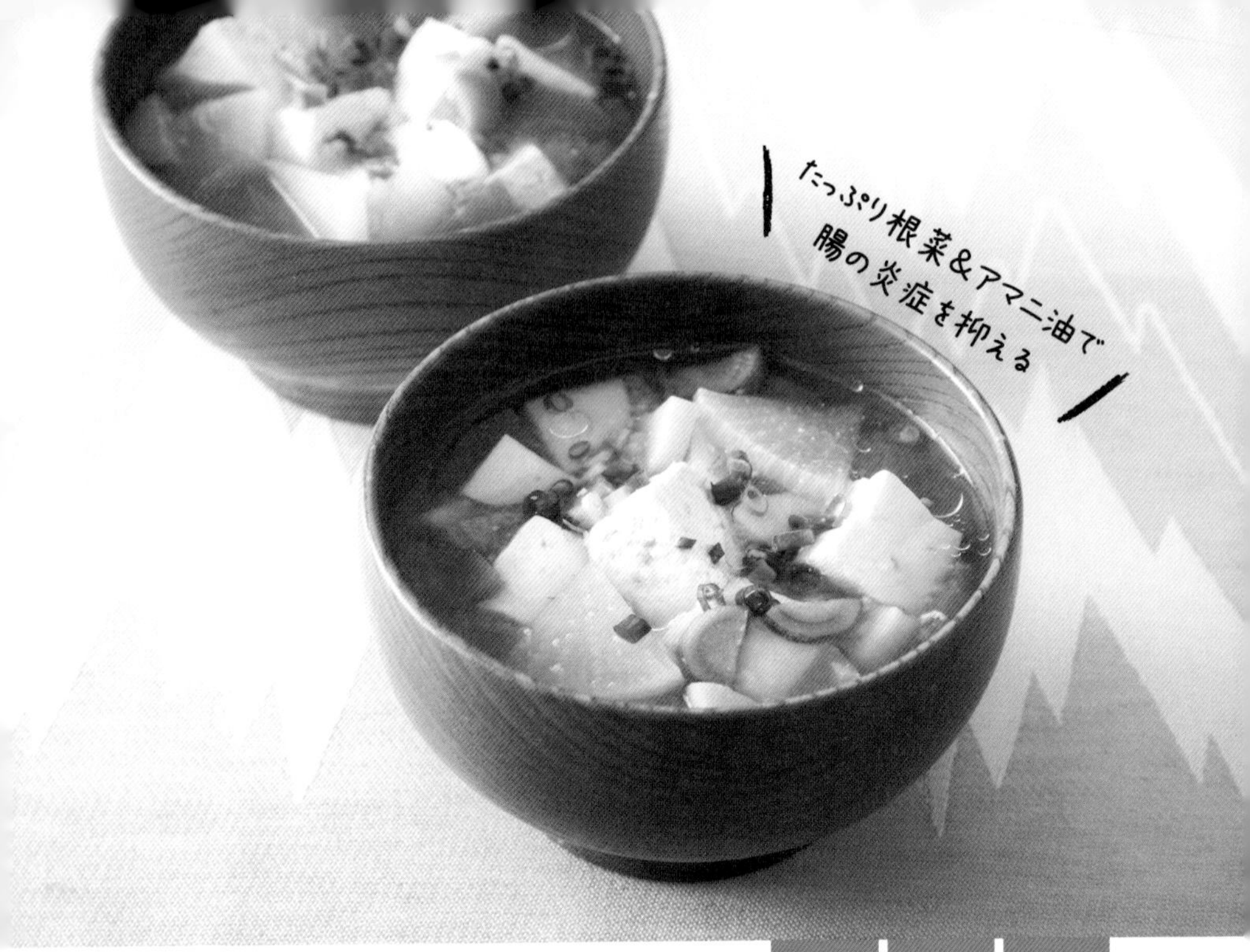

カロリー	たんぱく質	食物繊維
144 kcal	7.9 g	4.4 g

根菜たっぷりみそ汁

材料（2人分）

ごぼう…50g（斜め切り）
ニンジン…50g（5㎜幅のいちょう切り）
大根…50g（5㎜幅のいちょう切り）
キクイモ（またはサトイモ）…50g
（5㎜幅のいちょう切り）
木綿豆腐
（または厚揚げやさつま揚げ）…1/2丁
だし汁…2カップ
みそ…大さじ1と1/2
小ねぎ（小口切り）…少々
アマニ油…適量

作り方

1 ごぼう、ニンジン、大根、キクイモを鍋に入れ、材料が被るくらいの水（分量外）を入れて強火で煮立てる。アクを取って弱火にし、ふたをして5分煮て、ざるにあげておく。

2 鍋に1、だし汁を入れ、煮立ったら木綿豆腐を加える。再び煮立ったらみそを加え、器に盛り、アマニ油をたらす。最後に小ねぎを散らす。

つくりおきOK
冷蔵2~3日

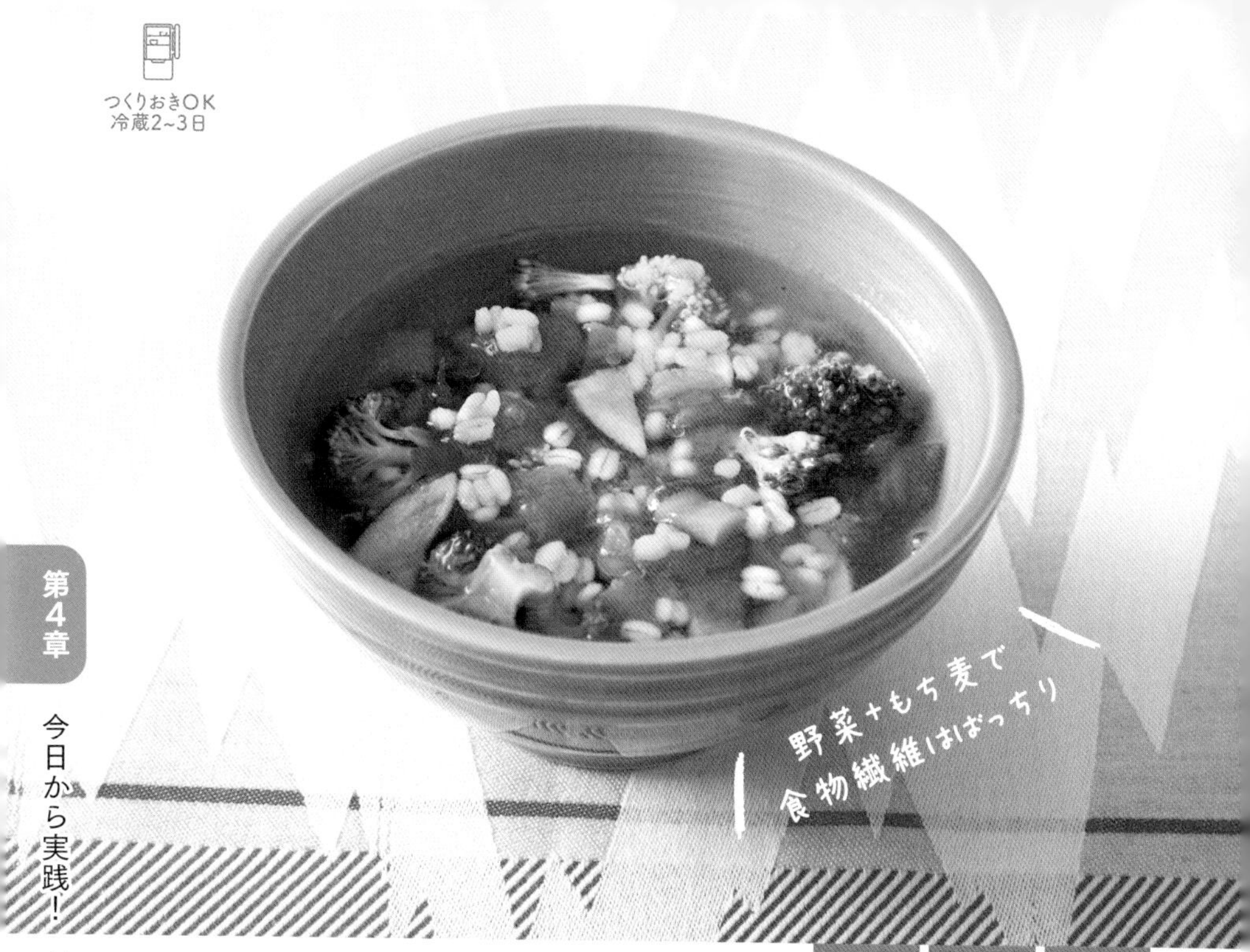

カロリー	たんぱく質	食物繊維
95 kcal	2.5 g	3.6 g

ブロッコリー、根菜、もち麦のミネストローネ

材料（2人分）

ブロッコリー…4房（小さく切る）
ごぼう…5cm（3mm幅の斜め切り）
ニンジン…2cm（1cm幅の色紙切り）
トマト…小1個（さいの目に切る）
ゆでもち麦…大さじ2
オリーブ油…小さじ2
水…2カップ
コンソメ…大さじ1/2
塩・こしょう…各少々

作り方

1 鍋にオリーブ油を中火で熱し、ごぼう、ニンジンを炒める。全体に油が回ったら水、コンソメを加え、煮立ったら弱火でふたをし、5分程度煮る。

2 トマト、ブロッコリー、もち麦を加え、3分程度煮て、塩、こしょうで味をととのえる。

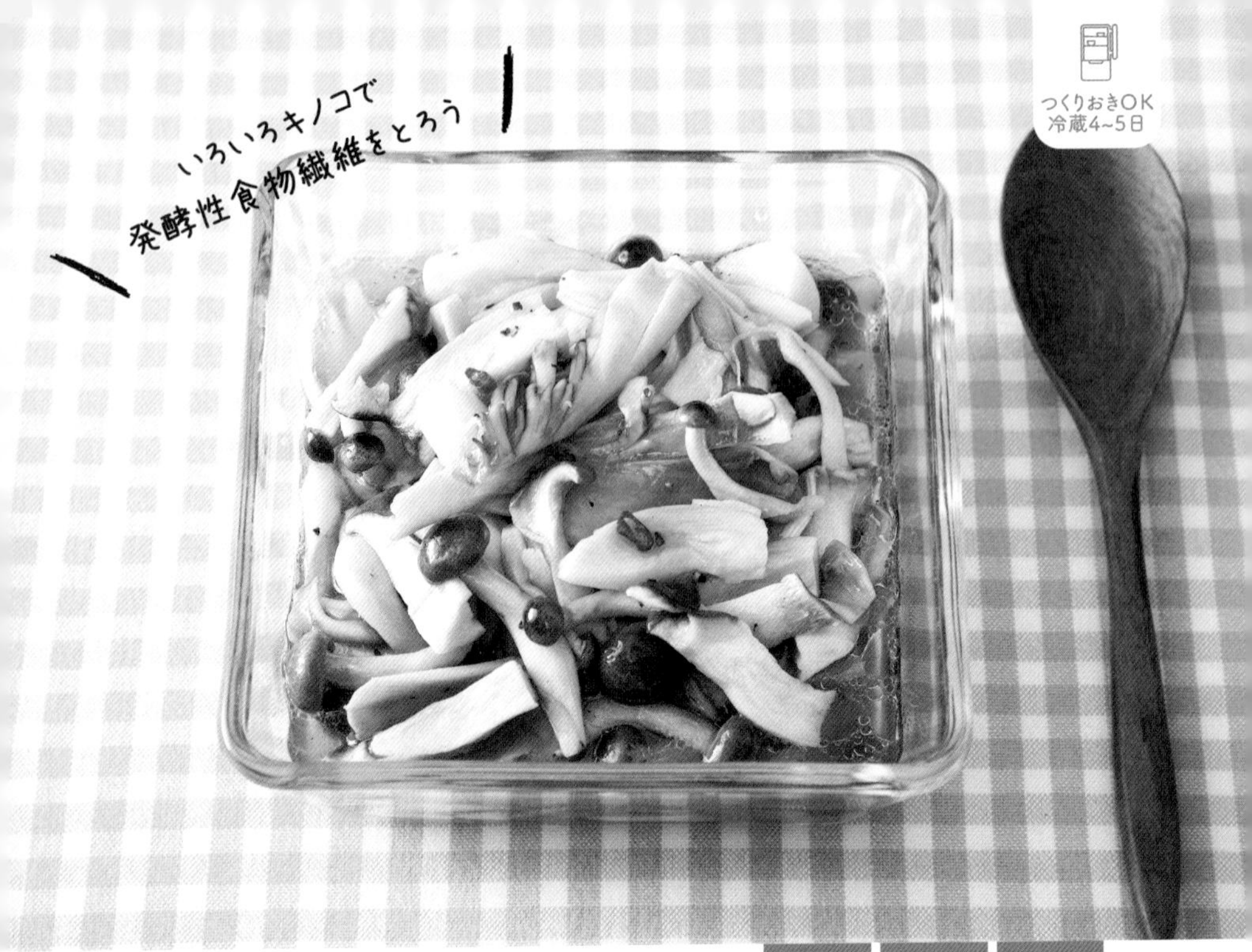
いろいろキノコで
発酵性食物繊維をとろう
つくりおきOK
冷蔵4~5日

カロリー	たんぱく質	食物繊維
309 kcal	4.6 g	10.0 g

※全量の場合

キノコのレンジ蒸し

材料（作りやすい分量）

しめじ…小1パック（約100g／ほぐす）
エリンギ…1パック
（約100g／縦半分に割いて食べやすい大きさに切る）
マイタケ…1パック（約100g／ほぐす）
にんにく…1かけ（つぶして芯を取る）
塩…小さじ1/2

A
- 酢…大さじ3
- オリーブ油…大さじ2
- 赤唐辛子…1本（小口切り）

作り方

1 耐熱ボウルにしめじ、エリンギ、マイタケ、にんにくを入れて、ふんわりとラップをして電子レンジで5分加熱する。

2 1のボウルに塩を加え混ぜる。なじんできたらAも加えてさらになじませる。

つくりおきOK
冷蔵4~5日

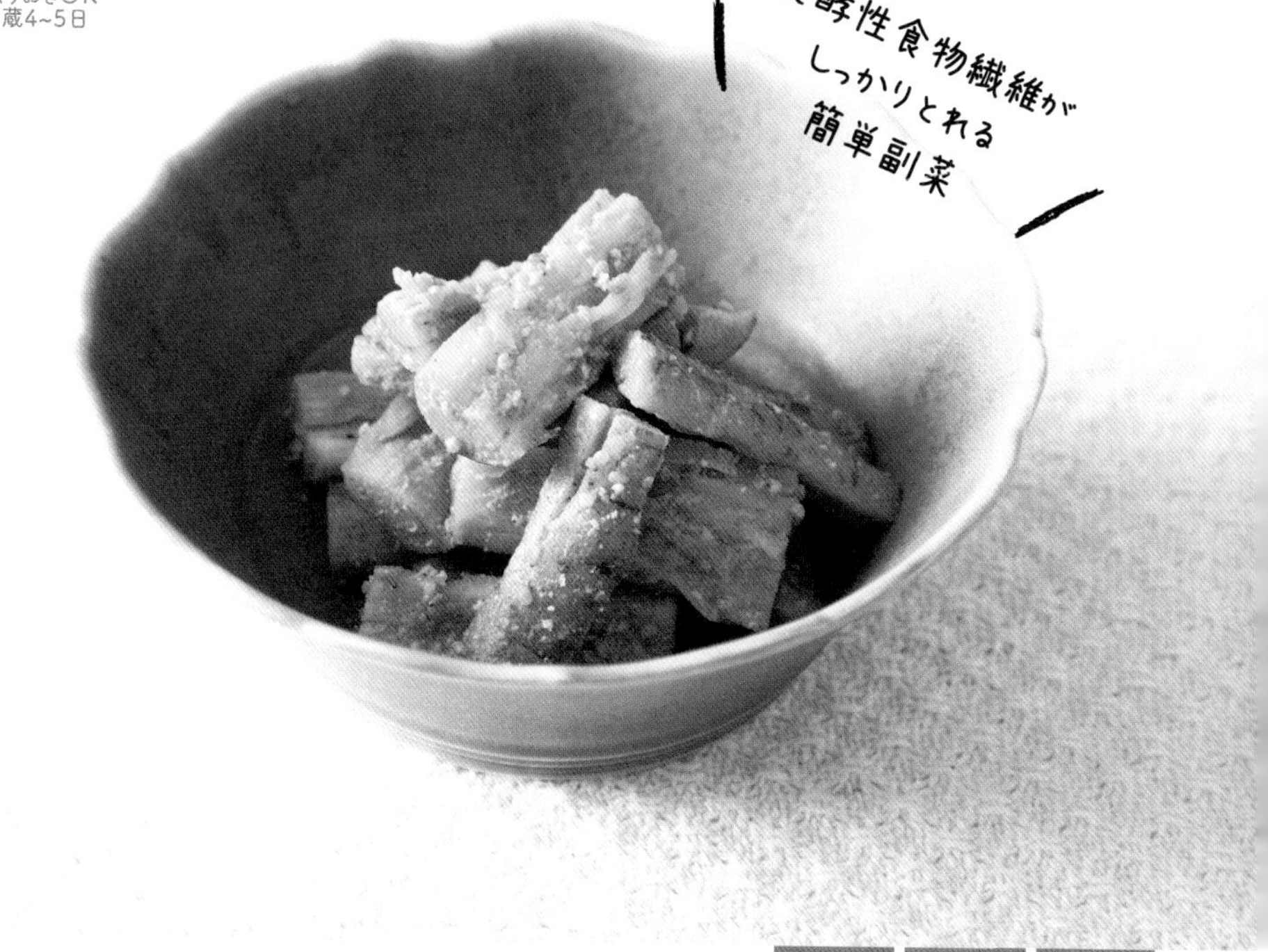

カロリー	たんぱく質	食物繊維
258 kcal	6.9 g	13.7 g

※全量の場合

たたきごぼう

材料（作りやすい分量）

ごぼう…200g
（4～5cmに切ってゆで、熱いうちにたたく）

A
- すりごま・酢…各大さじ2
- しょうゆ…大さじ1
- きび砂糖…小さじ1

作り方

1 ボウルにAを合わせ、ごぼうを加えて和える。

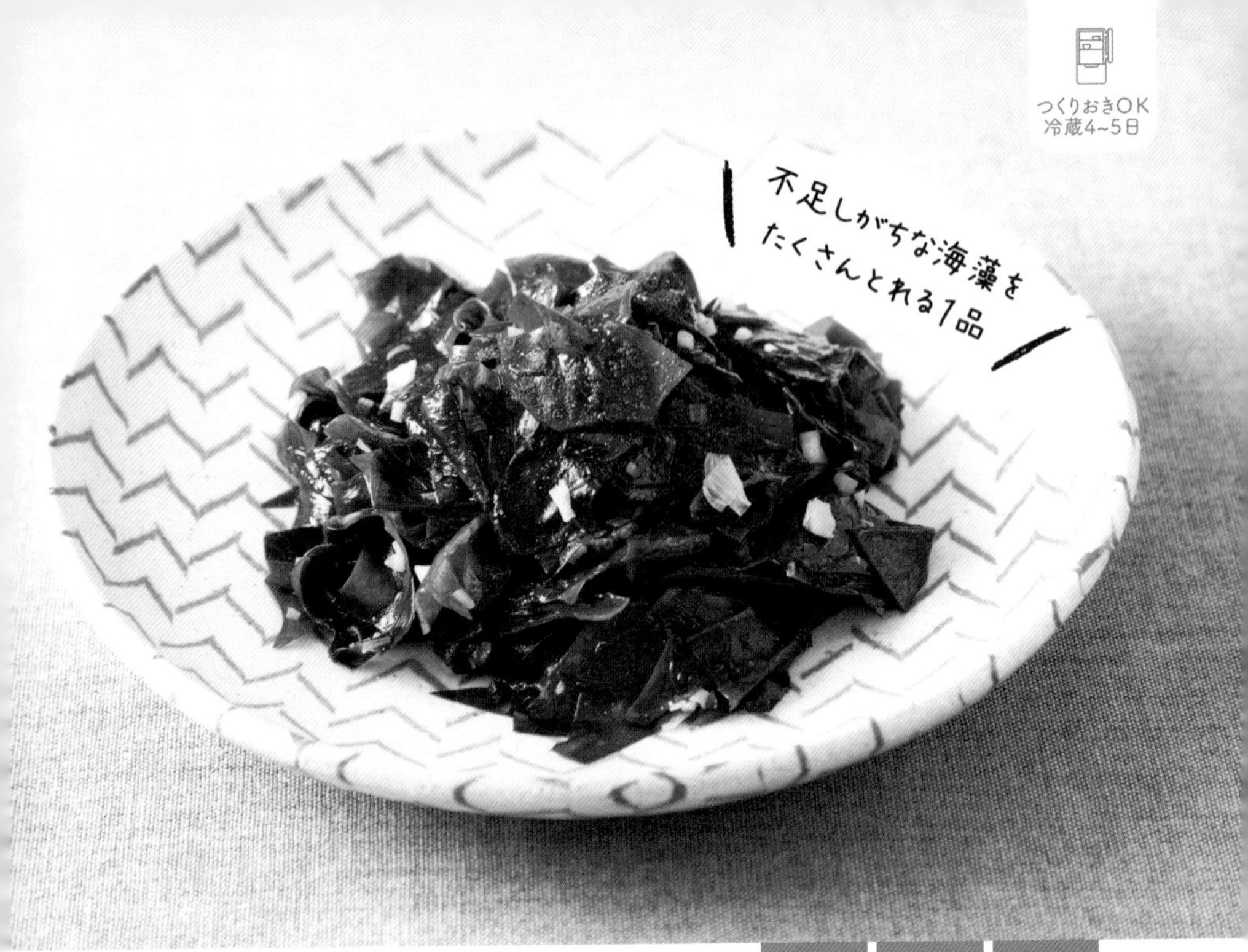
つくりおきOK
冷蔵4~5日
不足しがちな海藻をたくさんとれる1品

カロリー	たんぱく質	食物繊維
56 kcal	1.4 g	1.9 g

※全量の場合

わかめの炒めナムル

材料（作りやすい分量）

塩蔵わかめ…40g
（洗って塩を落とし、水に浸けて戻して食べやすい大きさに切る）

長ねぎ…5cm（みじん切り）

にんにく…少々（みじん切り）

ごま油…小さじ1

A しょうゆ・酒…各大さじ1/2

一味唐辛子…少々

作り方

1 フライパンにごま油を入れ、長ねぎ、にんにくを弱火で炒め、香りが立ったら、わかめを加えて炒める。

2 Aを加えてなじむように炒め、一味唐辛子を振る。

つくりおきOK
冷蔵4~5日

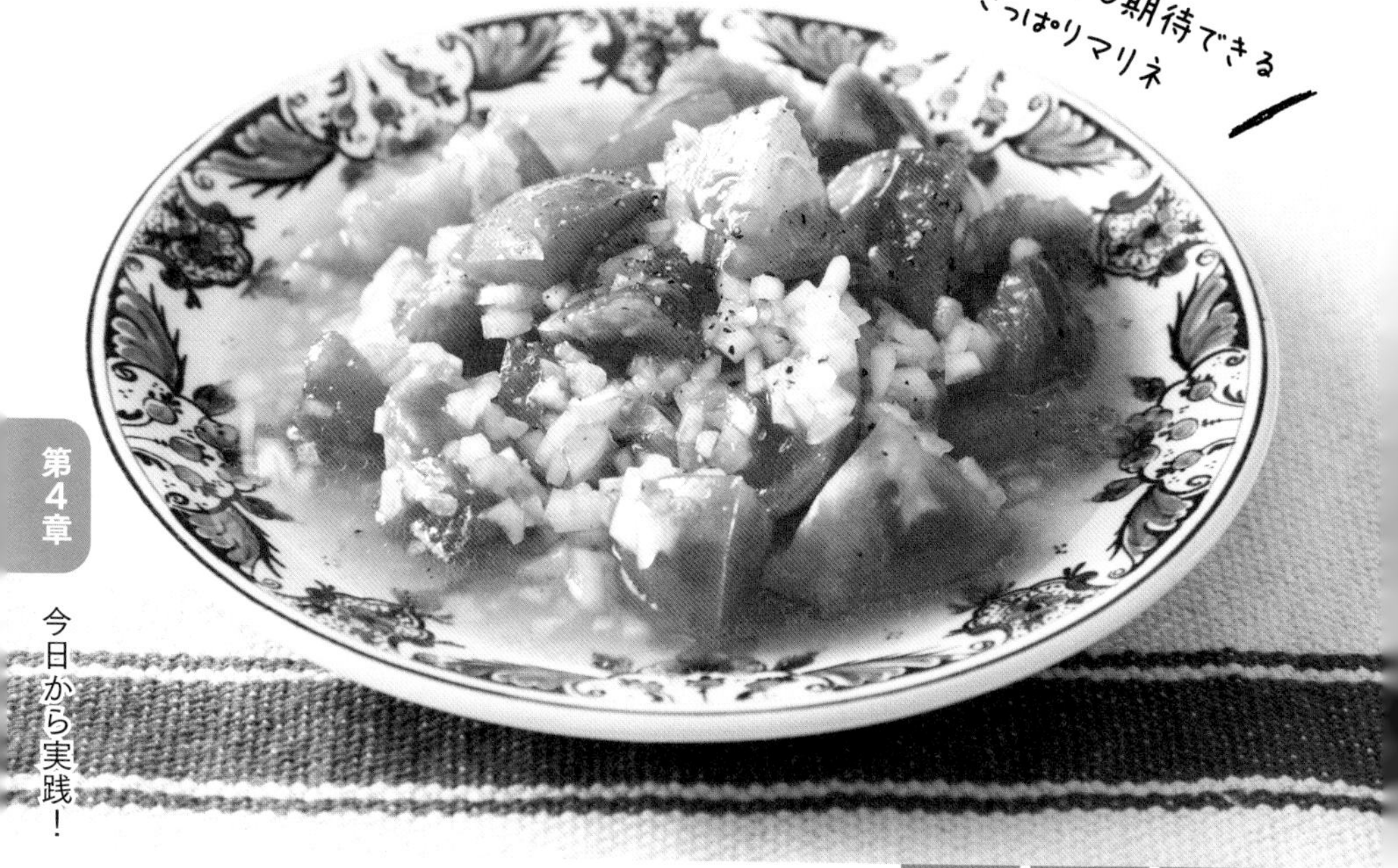

カロリー	たんぱく質	食物繊維
369 kcal	2.6 g	5.2 g

※全量の場合

トマトと玉ねぎのマリネ

材料（作りやすい分量）

トマト…2個（約400g／ざく切り）
玉ねぎ…1/2個
（約100g／みじん切りにして水にさらし、よく水気を切る）

マリネ液

オリーブ油・酢…各大さじ2
はちみつ…小さじ2
塩…大さじ1/4
粗びきこしょう…少々

作り方

1 ボウルにマリネ液の材料を合わせ、玉ねぎを加えてなじませる。トマトを加えて和える。

※肉や魚のソテーやオムレツの付け合わせにもなる。枝豆やミックスビーンズなどを加えても。

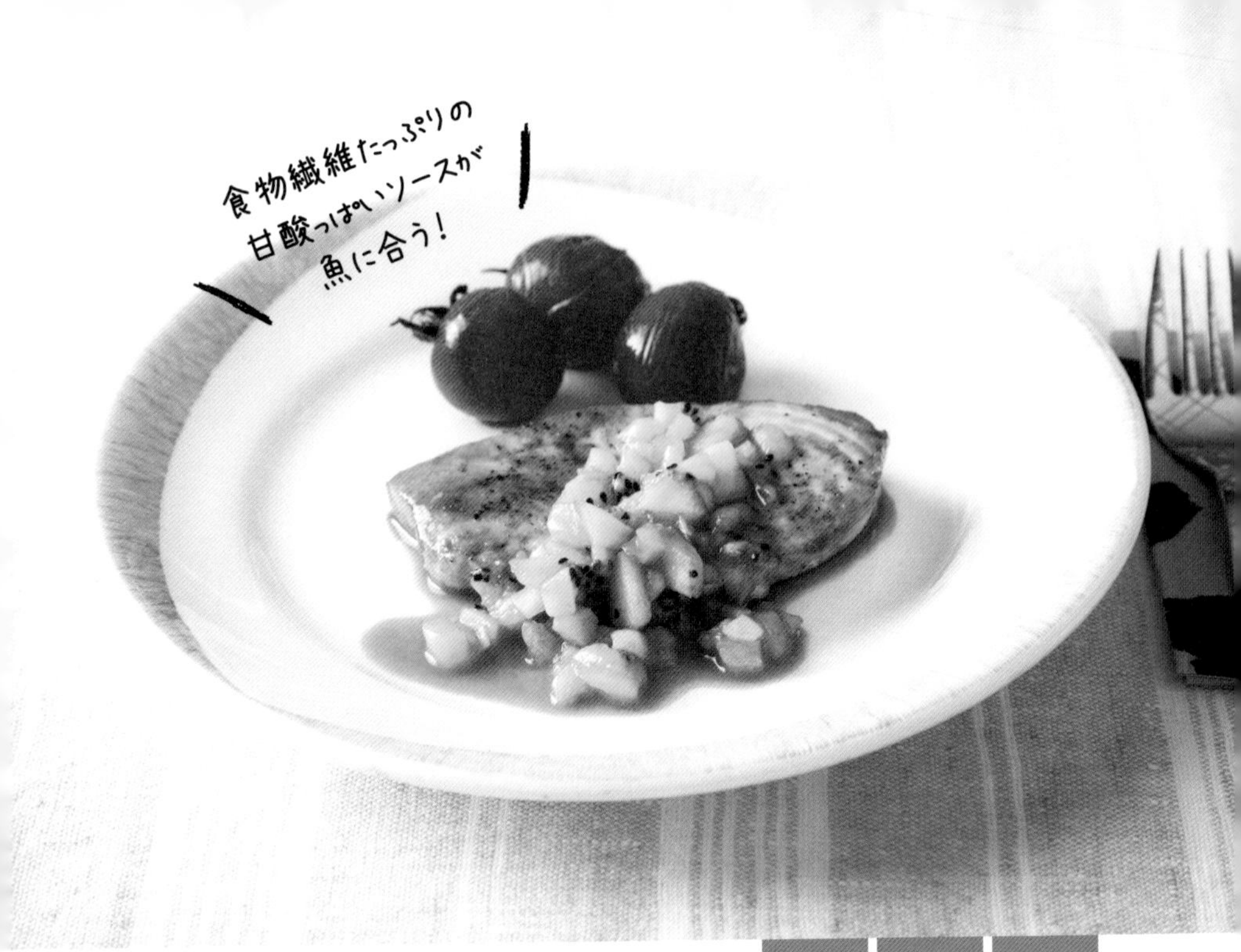
食物繊維たっぷりの
甘酸っぱいソースが
魚に合う！

カロリー	たんぱく質	食物繊維
241 kcal	16.1 g	1.3 g

カジキのソテー、キウイソース仕立て

材料（2人分）

カジキ…2切れ
塩・こしょう…少々
オリーブ油…大さじ1
キウイ…1個（粗みじん切り）
白ワイン…大さじ2
ミニトマト…6個

A しょうゆ・みりん…各小さじ2
おろしにんにく…少々

作り方

1 カジキに塩、こしょうを振る。フライパンにオリーブ油を熱し、ソテーする。空いているところでミニトマトを焼いて取り出す。Aを合わせておく。

2 1のフライパンにAを入れ、カジキに絡めてフライパンから取り出す。フライパンに白ワインを加えてアルコールを飛ばす。キウイを加えてなじませるように煮て、カジキにかける。

※カジキはサワラや鶏肉でも良い。

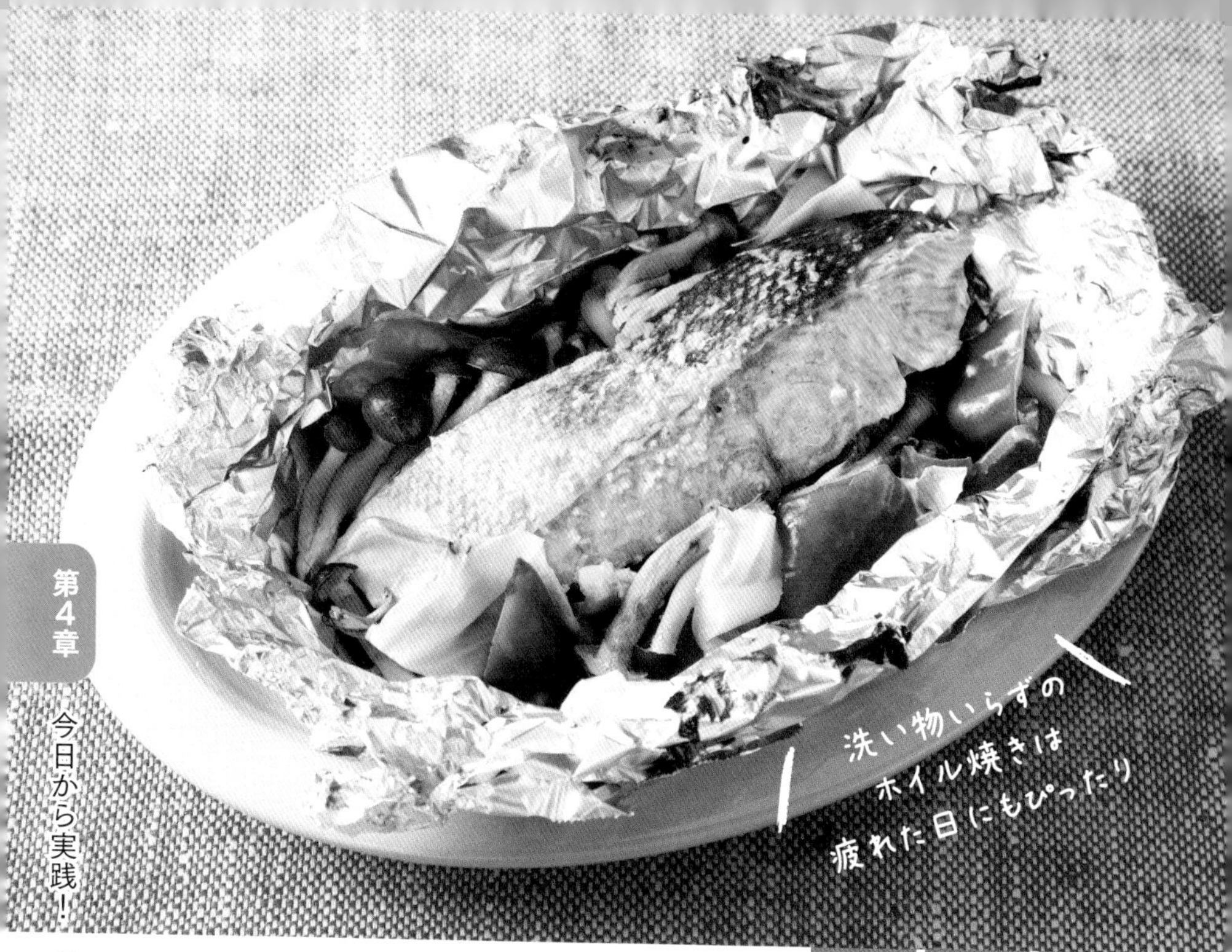
洗い物いらずの
ホイル焼きは
疲れた日にもぴったり

カロリー 212 kcal ／ たんぱく質 21.2 g ／ 食物繊維 3.1 g

鮭とキャベツのホイル焼き

材料（2人分）

生鮭…2切れ（塩・こしょう各少々を振る）
キャベツ…1枚（約80g／ざく切り）
しめじ…小1パック（約100g／ほぐす）
ピーマン…2個（乱切り）
バター…10g

A　みそ・酒・みりん…各大さじ1

作り方

1　Aを混ぜ合わせておく。アルミホイルの上にキャベツ、しめじ、ピーマンを広げる。鮭を乗せ、Aを回しかけてバターを散らす。

2　ホイルの口を閉じ、両面焼きのグリルで7～8分ほど焼く。

※鮭はサワラやカジキなどでも良い。

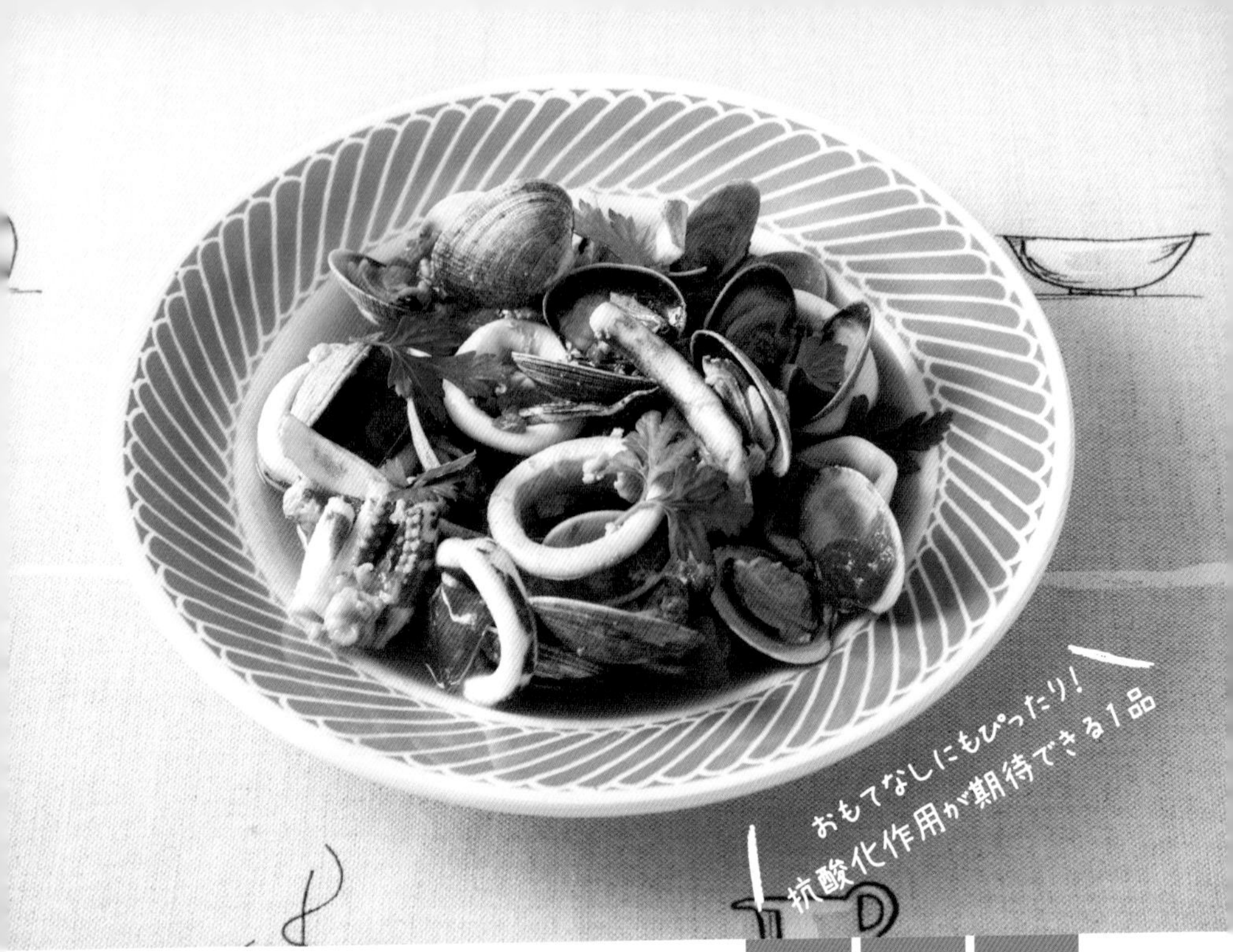
おもてなしにもぴったり！
抗酸化作用が期待できる1品

カロリー	たんぱく質	食物繊維
205 kcal	23.0 g	1.1 g

イカとアサリのトマト煮

材料（2人分）

イカ…2杯
（胴は輪切り、足は2～3本に分ける）
アサリ…250g（砂抜きする）
トマト…1個（約200g/ざく切り）
にんにく…1かけ（つぶす）
オリーブ油…大さじ1
白ワイン・水…各大さじ2
イタリアンパセリ…少々（ざく切り）

作り方

1 フライパンにオリーブ油とにんにくを入れ、弱火で炒める。
2 香りが立ったらイカとアサリを加え、イカの色が変わるまで炒める。
3 トマトと白ワイン、水を加え、ふたをして蒸し煮にする。アサリの口が開いたらふたを取り、アルコールを飛ばす。あれば、彩りにイタリアンパセリを散らす。

※イカはサワラやカジキ、アジなどでも良い。

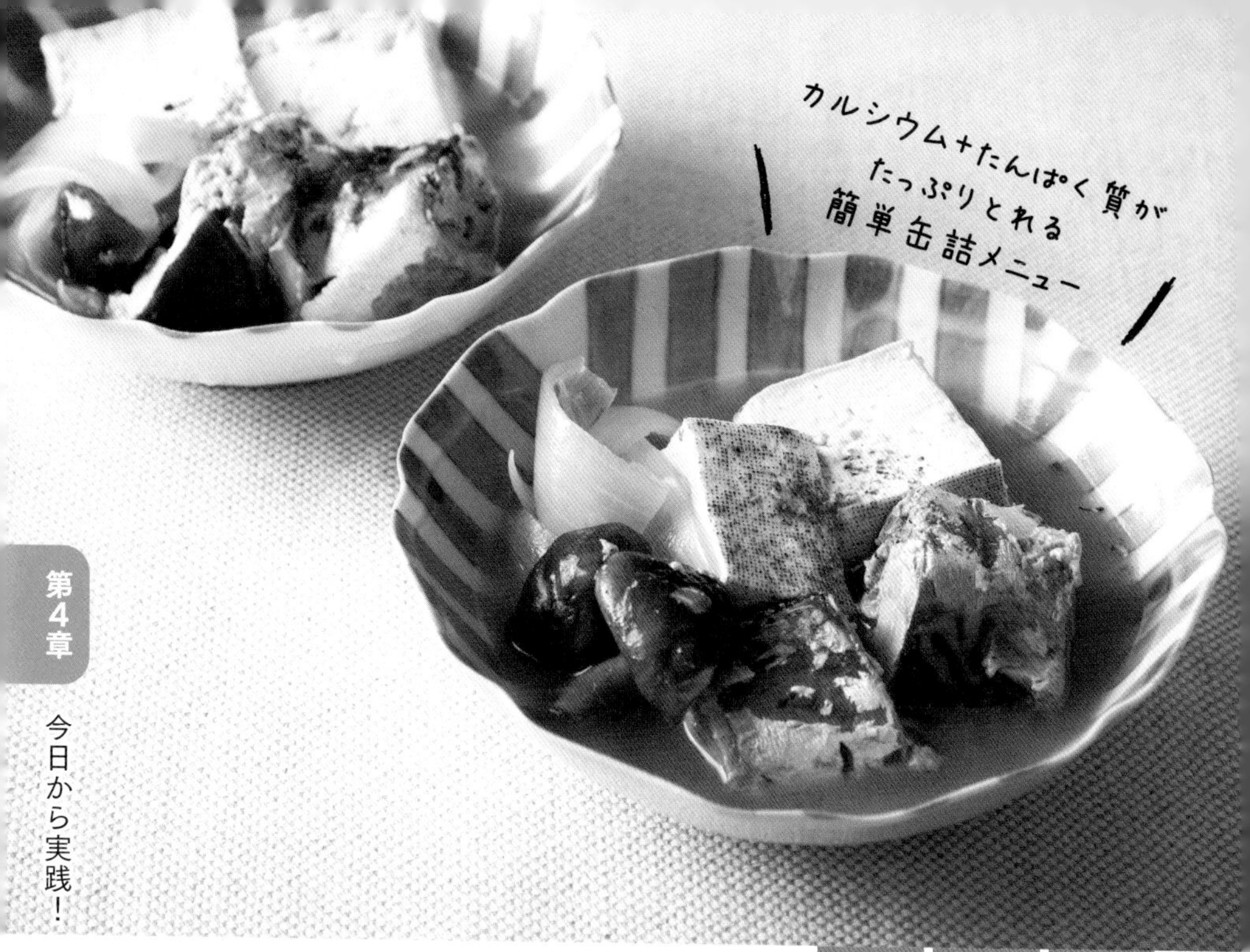
カルシウム+たんぱく質が
たっぷりとれる
簡単缶詰メニュー

カロリー	たんぱく質	食物繊維
257 kcal	23.5 g	1.8 g

サバ缶豆腐

材料（2人分）

サバの水煮缶…1缶（約200g）
焼き豆腐…1/2丁
（約150g／大きめのさいの目切り）
玉ねぎ…1/2個（くし形に切る）
しいたけ…2枚（半分に切る）
だし汁…1カップ
しょうゆ・みりん…各大さじ1/2
七味唐辛子…少々

作り方

1 鍋にだし汁とサバ缶の汁を入れ火にかける。煮立ったら玉ねぎとしいたけを加える。

2 玉ねぎがしんなりしたら、しょうゆ、みりんを加える。再び煮立ったらサバと豆腐を入れ、豆腐に味がなじむまで煮る。仕上げに七味唐辛子を振る。

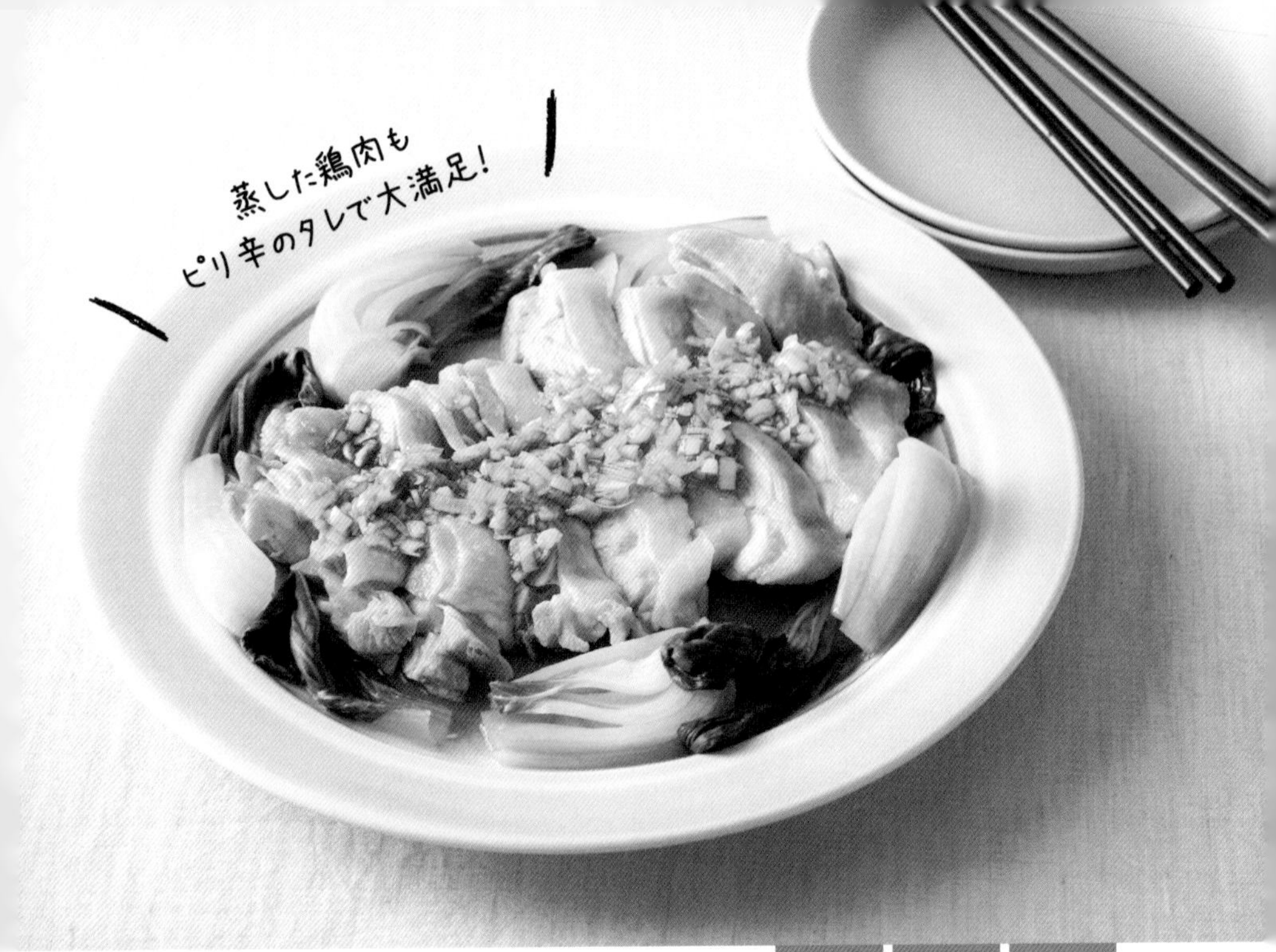

よだれ鶏

カロリー	たんぱく質	食物繊維
360 kcal	25.1 g	1.2 g

材料（2人分）

鶏もも肉（またはむね肉）…1枚
塩…小さじ 1/5
酒…大さじ2
長ねぎ（青い部分）…1本分
しょうが…2～3枚（薄切り）
チンゲンサイ…1株
（8つ割り、軸と葉に分ける）

タレ

長ねぎ…1/2本分（みじん切り）
おろしにんにく…少々
しょうゆ・酢・きび砂糖…各大さじ1
ごま油…小さじ2
ラー油…小さじ1
花椒…少々

作り方

1 鶏もも肉に塩をなじませて耐熱皿に乗せ、酒を振る。上に長ねぎ、しょうがを乗せ、ラップをしてレンジで5分加熱しそのまま蒸らす。

2 チンゲンサイはラップでつつんでレンジで1分加熱し蒸らす。

3 1の長ねぎとしょうがを取り除き、蒸し汁大さじ1をボウルに入れ、タレの材料を合わせる。チンゲンサイと鶏もも肉を器に盛り、タレをかける。

※蒸しナスを添えても。

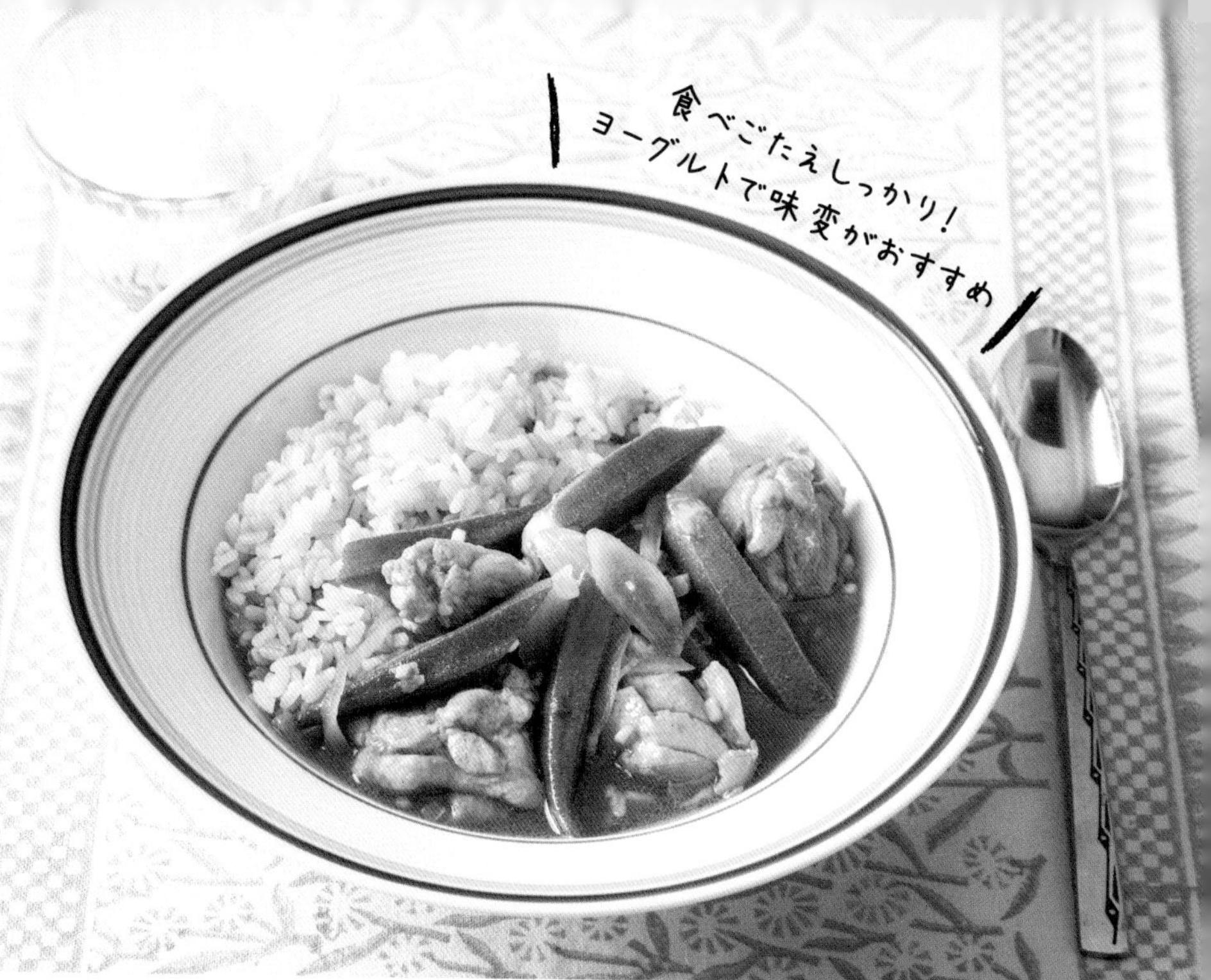
食べごたえしっかり！
ヨーグルトで味変がおすすめ

チキンカレー

カロリー	たんぱく質	食物繊維
641 kcal	26.9 g	5.5 g

材料（2人分）

ヨーグルト…1カップ

鶏もも肉…1枚
（約200g／一口大に切り、塩少々を振って薄力粉を薄くまぶす）

玉ねぎ…1/4個（薄切り）

オリーブ油…大さじ1

しょうが・にんにく…各小1かけ
（みじん切り）

オクラ…6本（斜め半分に切る）

水…1と1/4カップ

コンソメ…小さじ1

カレールウ…1かけ

もち麦ごはん…300g

※1でボウルが浅いと溜まってきたホエーがざるについてしまうので注意。

作り方

1 深めのボウルにざるを乗せ、その上にキッチンペーパーを二重にして敷く。ヨーグルトを入れ、冷蔵庫で3時間くらい置いて水切りする。

2 フライパンにオリーブ油、しょうが、にんにくを入れて弱火で炒める。香りが立ったら玉ねぎを加え、しんなりするまで炒めたら、鶏もも肉を加えてさらに炒める。

3 肉の色が変わったら、1で出たホエー、水、コンソメを加えて中火で3分煮る。

4 オクラを加えて、ひと煮立ちしたら火を止め、カレールウを加えて溶かし、再び1～2分煮る。もち麦ごはんとルウを器に盛り、水切りしたヨーグルトを添える。

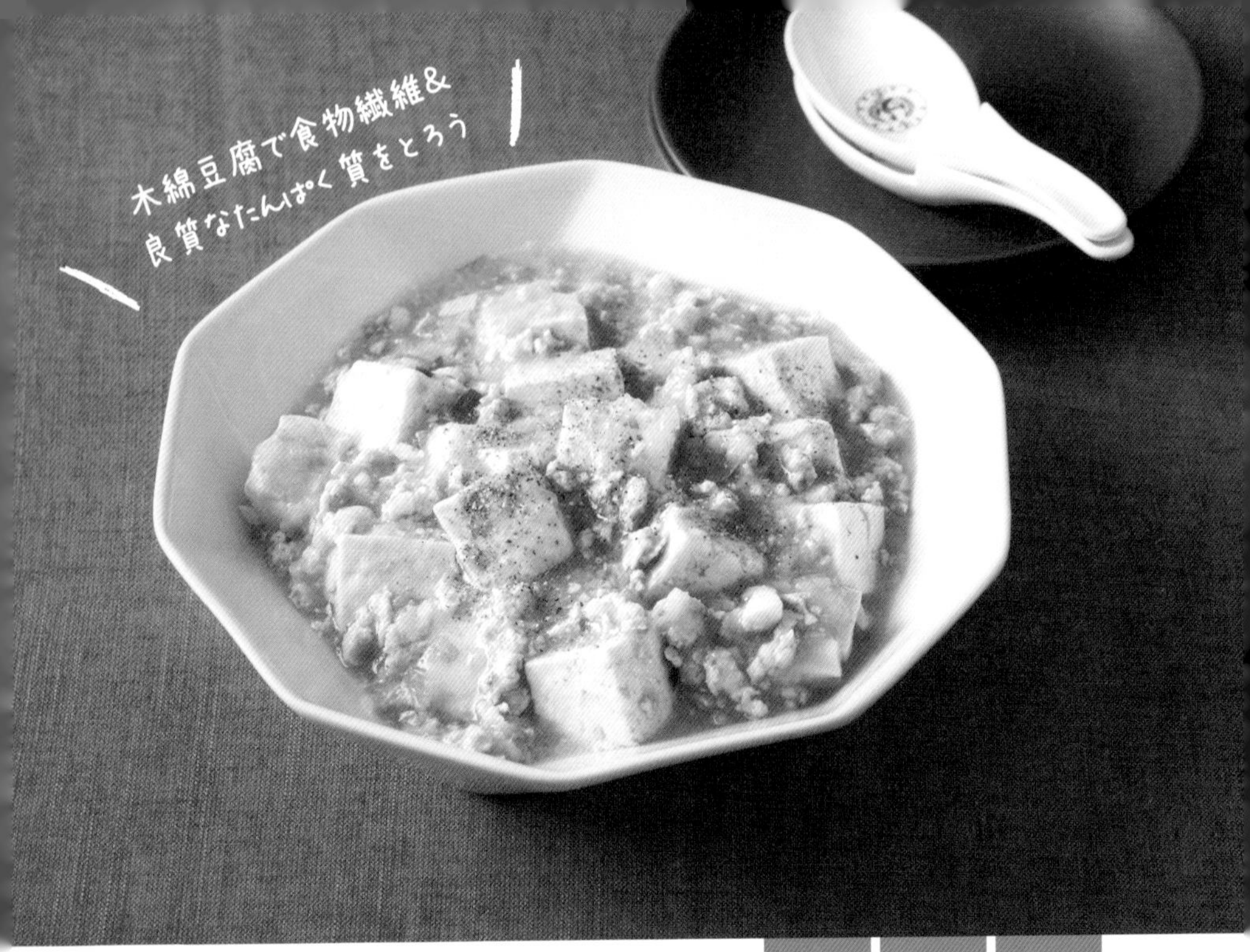
木綿豆腐で食物繊維&
良質なたんぱく質をとろう

カロリー	たんぱく質	食物繊維
287 kcal	18.9 g	3.0 g

和風麻婆豆腐

材料（2人分）

木綿豆腐…1丁
（約300g／2㎝角に切ってゆで、水を切る）

鶏ひき肉…100g

しょうが・にんにく…各小1かけ
（みじん切り）

長ねぎ…1/2本（みじん切り）

だし汁…3/4カップ

A
みそ…大さじ1
ゆずこしょう…小さじ1/2

水溶き片栗粉
（片栗粉…大さじ1/2、水…大さじ1）

米油…大さじ1

粉山椒…少々（お好みで）

作り方

1 フライパンに米油、しょうが、にんにくを入れて弱火で炒め、香りが立ったら長ねぎを加える。

2 長ねぎがしんなりしたら鶏ひき肉を加える。色が変わるまで炒め、だし汁、Aを加える。煮立ったら豆腐を加えてひと煮立ちさせ、水溶き片栗粉でとろみをつける。好みで粉山椒を振る。

※鶏ひき肉は豚ひき肉でもOK。

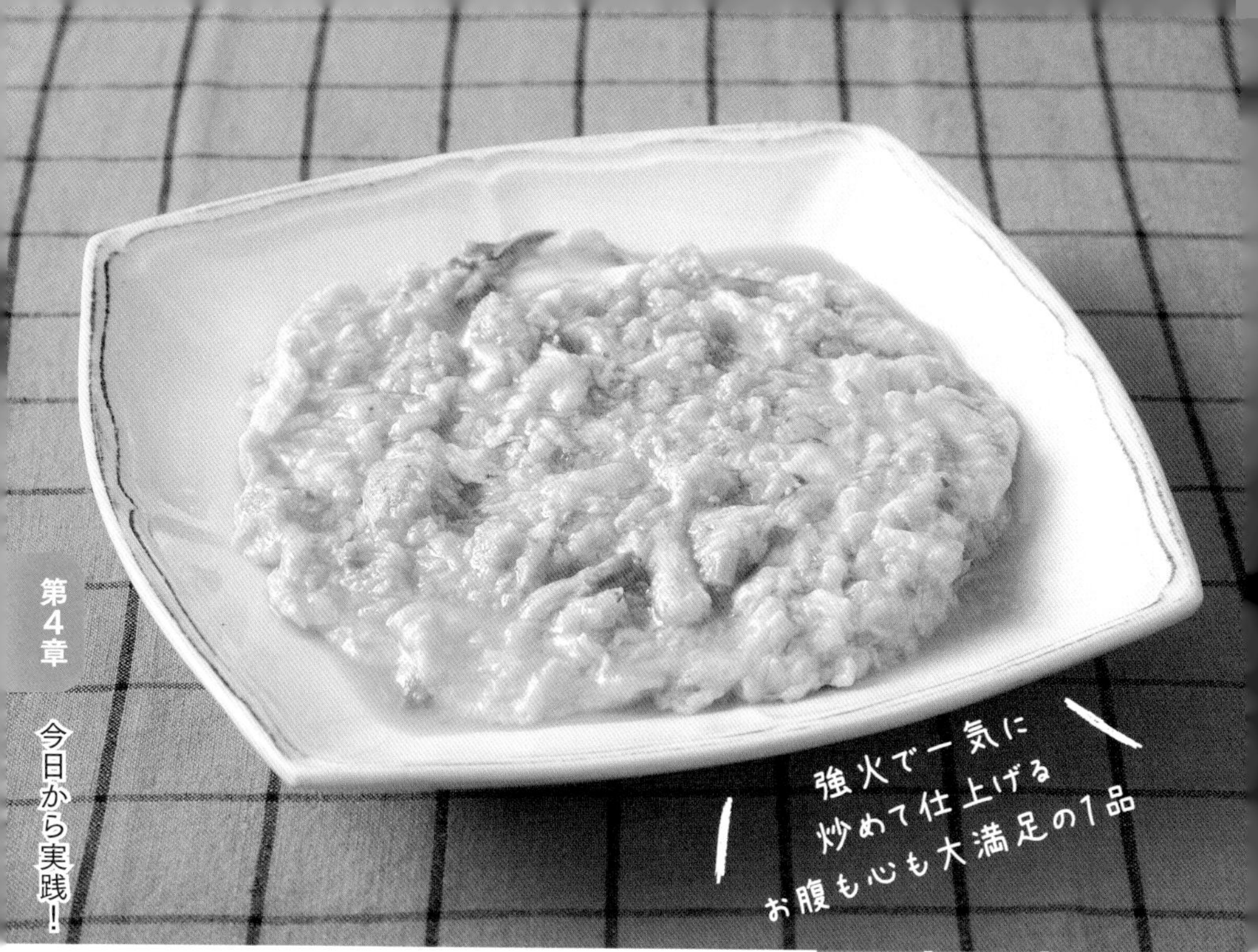
強火で一気に
炒めて仕上げる
お腹も心も大満足の1品

カロリー	たんぱく質	食物繊維
243 kcal	13.4 g	0.2 g

卵とかにの ふんわり炒め

材料（2人分）

卵…3個（割りほぐす）
鶏ガラスープ…大さじ1
かに缶…小1缶
長ねぎ…大さじ2（みじん切り）
塩…少々
米油…大さじ2

作り方

1 ボウルに卵、鶏ガラスープ、かに缶、塩を加えて混ぜる。

2 フライパンに米油を引いて長ねぎを弱火で炒める。香りが立ったら強火にし、1を回し入れる。大きく4～5回かき混ぜて火を止め、余熱で火を入れながらさらに大きく混ぜて皿に取り出す。

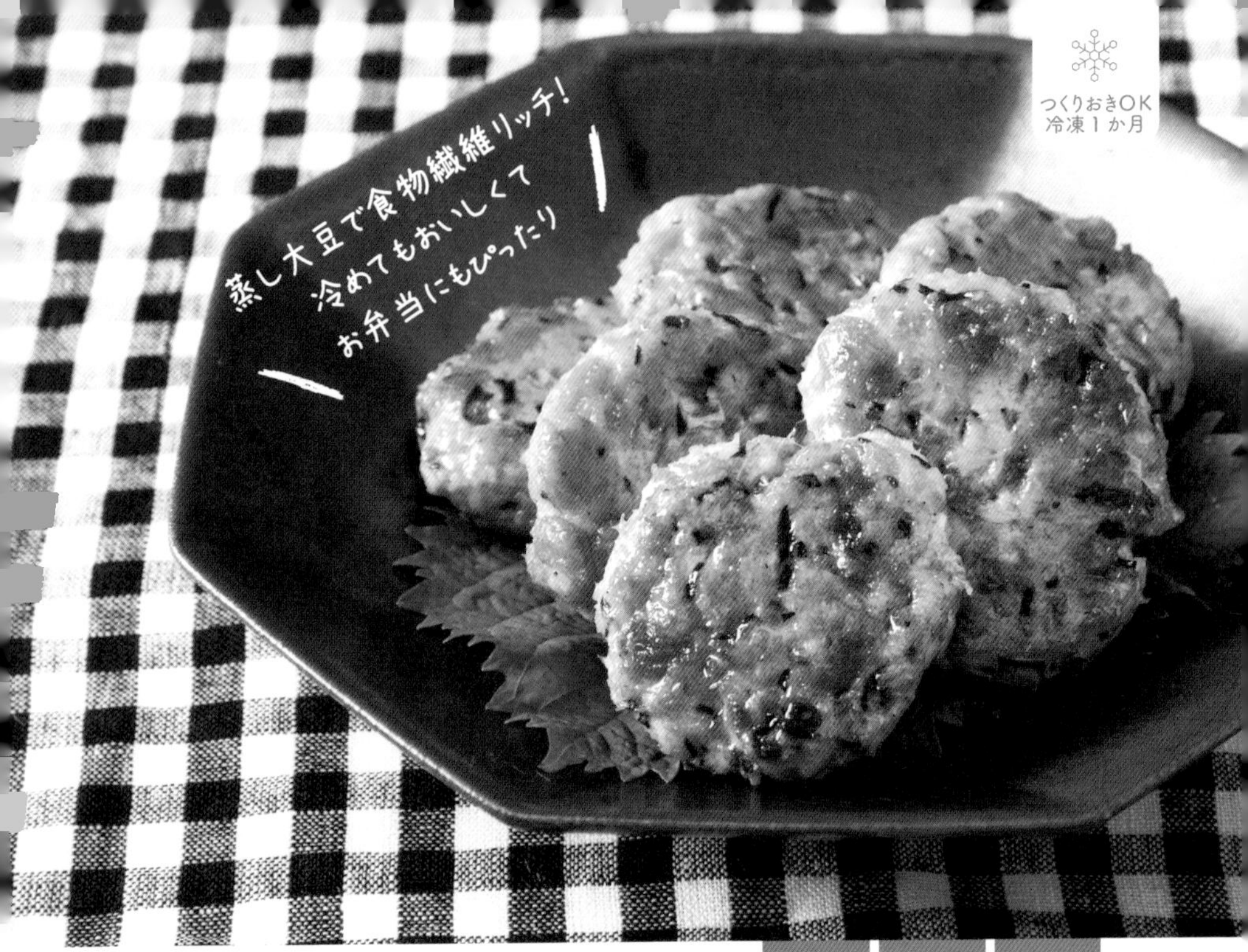
蒸し大豆で食物繊維リッチ!
冷めてもおいしくて
お弁当にもぴったり
つくりおきOK
冷凍1か月

カロリー	たんぱく質	食物繊維
258 kcal	15.4 g	3.1 g

大豆入りつくね

材料（2人分）

蒸し大豆…50g
（ポリ袋などに入れてつぶす）
鶏ひき肉…150g
芽ひじき…小さじ1（戻して刻む）
長ねぎ…大さじ1（みじん切り）
しょうが汁…小さじ1
片栗粉…大さじ1
しそ…2枚
米油…大さじ1

A しょうゆ・みりん・酒…各小さじ2

作り方

1 ボウルに蒸し大豆、鶏ひき肉、芽ひじき、長ねぎ、しょうが汁、片栗粉をよく混ぜ合わせ、小判型に成型する。

2 フライパンに米油を引く。1を並べてから中火にかけ、厚みの半分くらいが白っぽくなったらひっくり返してさらに焼く。Aを合わせ、回し入れて絡める。しそを添えて盛り付ける。

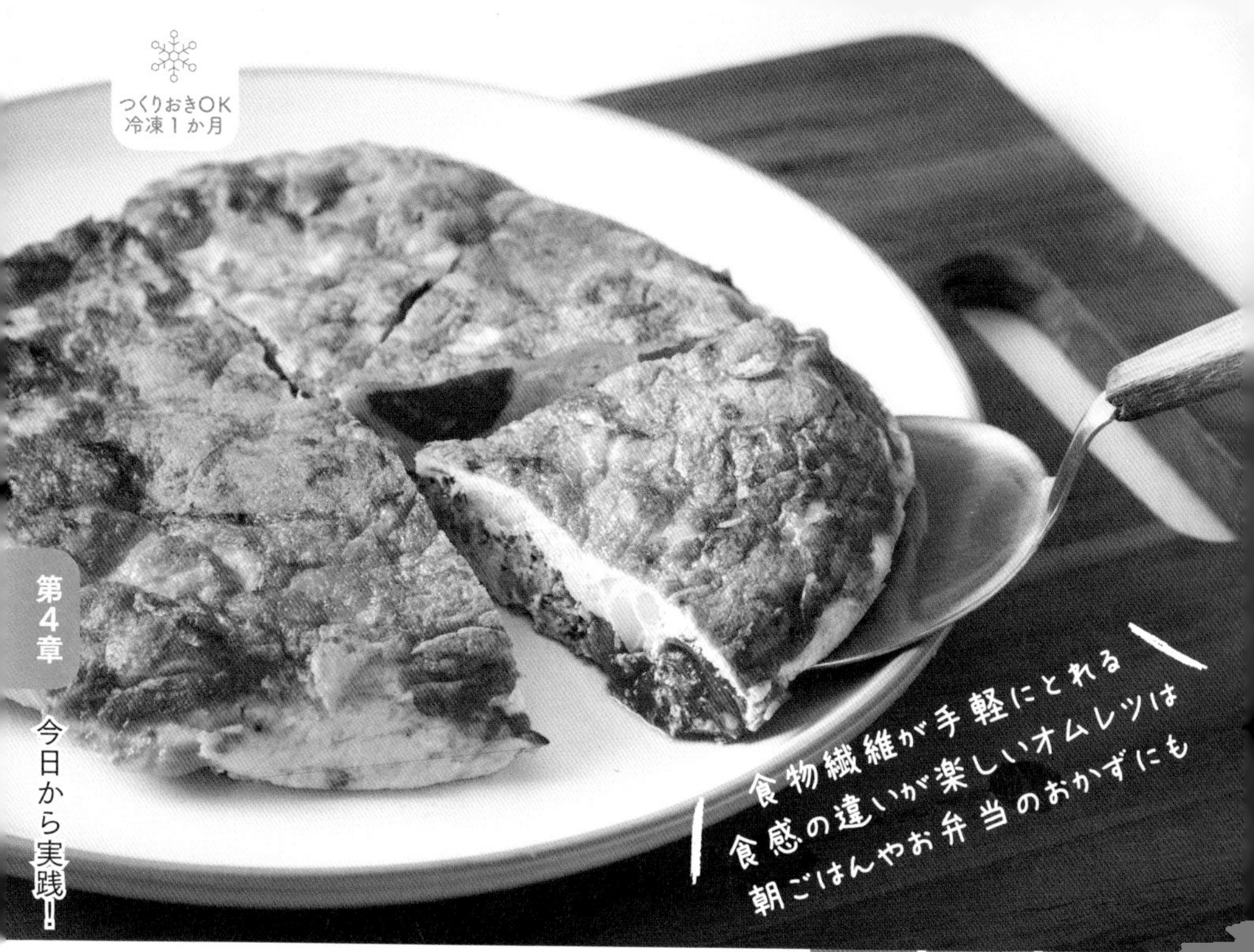
つくりおきOK
冷凍1か月
食物繊維が手軽にとれる
食感の違いが楽しいオムレツは
朝ごはんやお弁当のおかずにも

カロリー	たんぱく質	食物繊維
172 kcal	9.5 g	2.2 g

大豆の スパニッシュオムレツ

材料 (4人分) ※直径20cmのフライパン使用

蒸し大豆…50g
ブロッコリー…50g (さいの目切り)
ミニトマト…8個 (縦半分に切る)
オリーブ油…大さじ2

卵液

卵…4個 (割りほぐす)
粉チーズ…大さじ2
塩…小さじ1/4
こしょう…少々

作り方

1 卵液の材料を混ぜ合わせる。
2 フライパンにオリーブ油を中火で熱し、蒸し大豆、ブロッコリー、ミニトマトを入れてさっと炒める。1を加えて大きくかき混ぜ、半熟状になったらふたをして弱火で7～8分焼き、ひっくり返し、さらに2分ほど焼く。

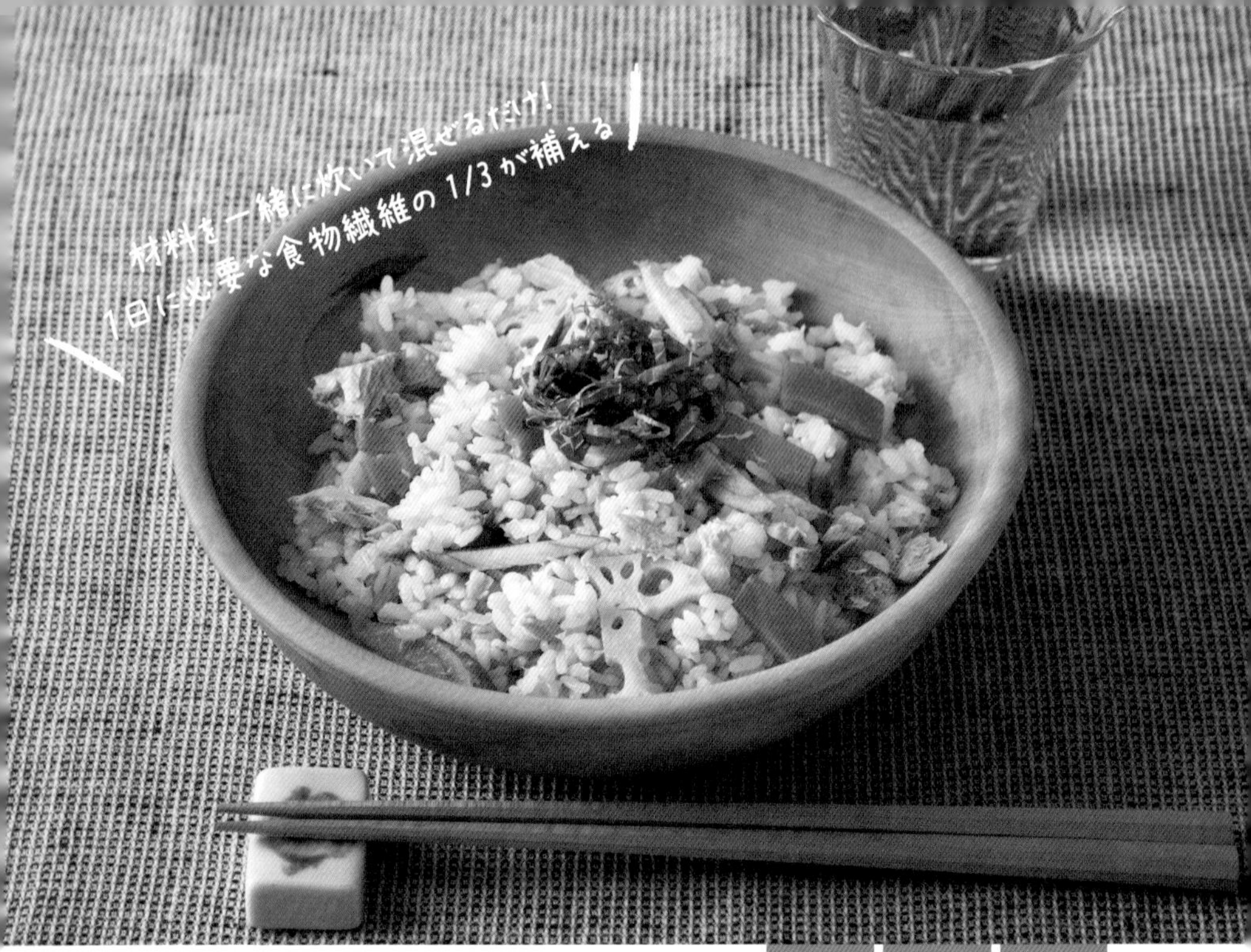
材料を一緒に炊いて混ぜるだけ！
1日に必要な食物繊維の1/3が補える

カロリー	たんぱく質	食物繊維
494 kcal	16.9 g	6.2 g

鮭と根菜の混ぜ寿司

材料（2人分）

米…1合（洗ってざるにあげる）
水…1/2カップ
もち麦…1袋（50g）
甘塩鮭…1切れ
レンコン…50g
（いちょう切りにし、水にさらす）
ごぼう…50g（斜め薄切りにし、水にさらす）
ニンジン…50g（短冊切り）
寿司酢…大さじ2
しそ…2枚（千切り）

作り方

1 炊飯器の内釜に米を入れ、1合の目盛まで水（分量外）を入れる。もち麦を加えてさっと混ぜ、水を1/2カップ加えて、鮭、レンコン、ごぼう、ニンジンを乗せて炊く。

2 炊き上がったら鮭を取り出し、皮、骨を取って身を粗くほぐす。ごはんと根菜をボウルなどに移し、寿司酢を加えて和える。鮭を加えて混ぜ、器に盛り、しそを乗せる。

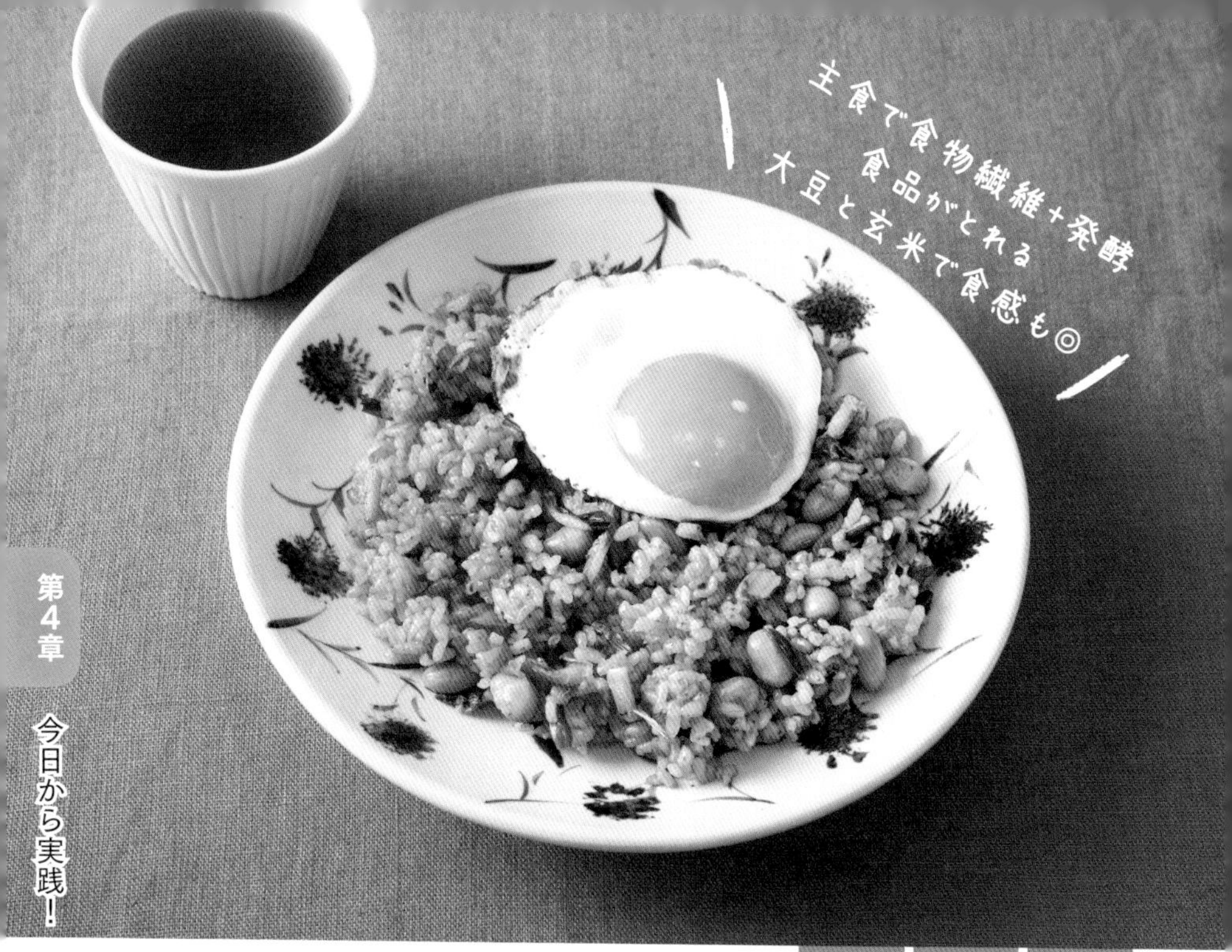
主食で食物繊維+発酵
食品がとれる
大豆と玄米で食感も◎

カロリー	たんぱく質	食物繊維
510 kcal	15.1 g	6.2 g

大豆キムチ玄米チャーハン

材料（2人分）

蒸し大豆…60g
キムチ…50g（刻む）
玄米ごはん…300g
ニラ…1/4束（粗く刻む）
卵…2個
しょうゆ…小さじ2
こしょう…少々
米油…大さじ2と小さじ2

作り方

1 フライパンに米油大さじ2を中火で熱し、蒸し大豆とキムチを炒め、油が回ったらごはんを加えてパラパラに炒める。ニラを加えて炒め、しょうゆで味をととのえ、こしょうを振り、さっと混ぜたら火を止めて器に盛る。

2 フライパンをきれいにして米油小さじ2を熱し、卵を1個ずつ割り入れ、目玉焼きにして1のごはんに乗せる。

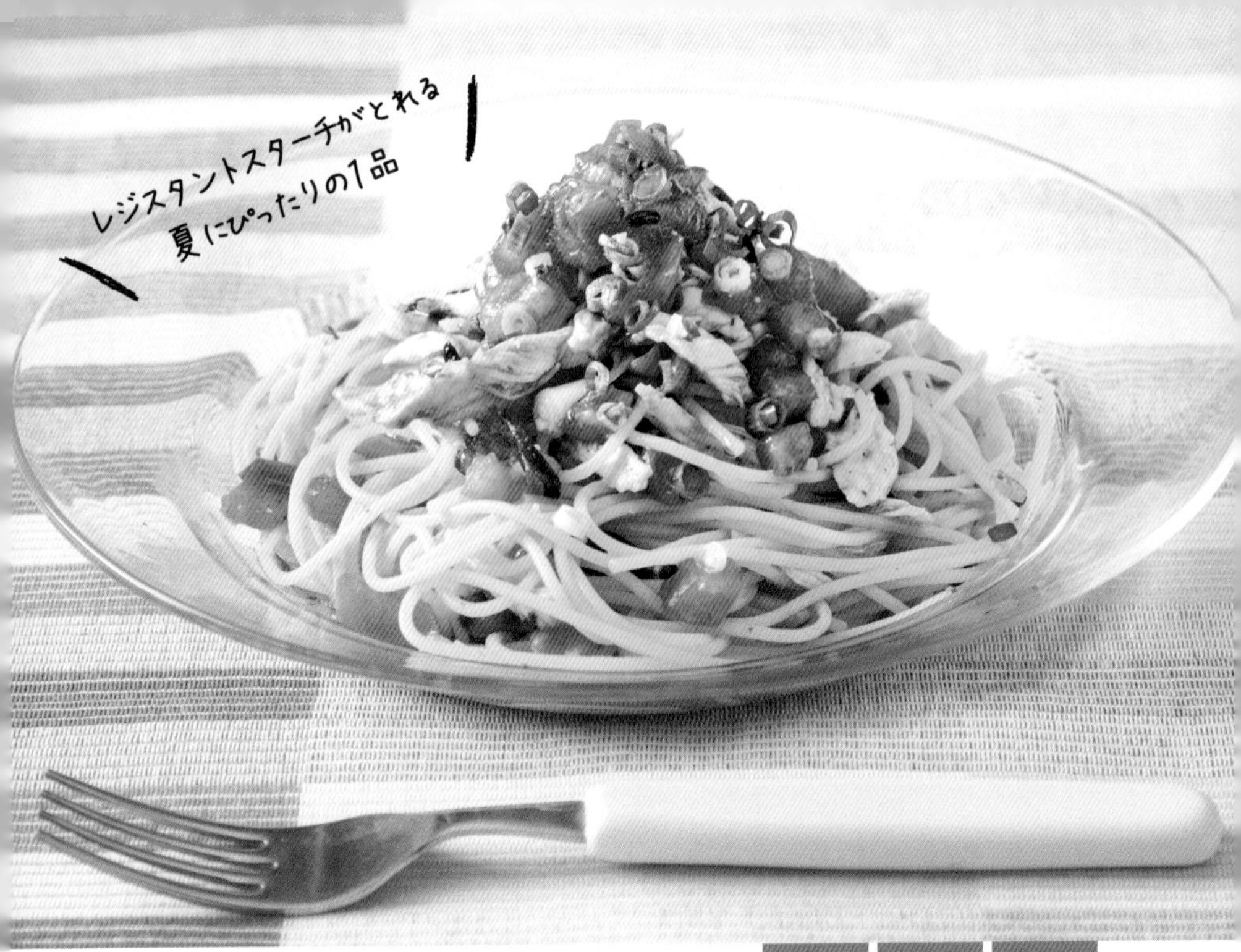
レジスタントスターチがとれる
夏にぴったりの1品

ささみとトマトの冷製パスタ

カロリー	たんぱく質	食物繊維
426 kcal	19.9 g	5.5 g

材料（2人分）

鶏ささみ…2本
（約100g / 観音開きにして、塩、こしょうを各少々振る）
酒…大さじ1
スパゲッティ（細め）…150g
トマト…1個（刻む）
塩昆布…6g
小ねぎ…2本（小口切り）
アマニ油…大さじ1と小さじ2

作り方

1 耐熱皿にささみを乗せ、酒を振ってラップをかけ、レンジで2分ほど加熱する。冷まして、食べやすい大きさに割く。

2 ボウルにトマト、塩昆布、1、アマニ油大さじ1を合わせる。

3 スパゲッティを袋の表記より1分長めにゆでて水気を切り、冷水で洗ってざるにあげる。スパゲッティのゆで汁大さじ2を2に加えて混ぜ、スパゲッティ、小ねぎを加えて器に盛り、アマニ油小さじ2をたらす。

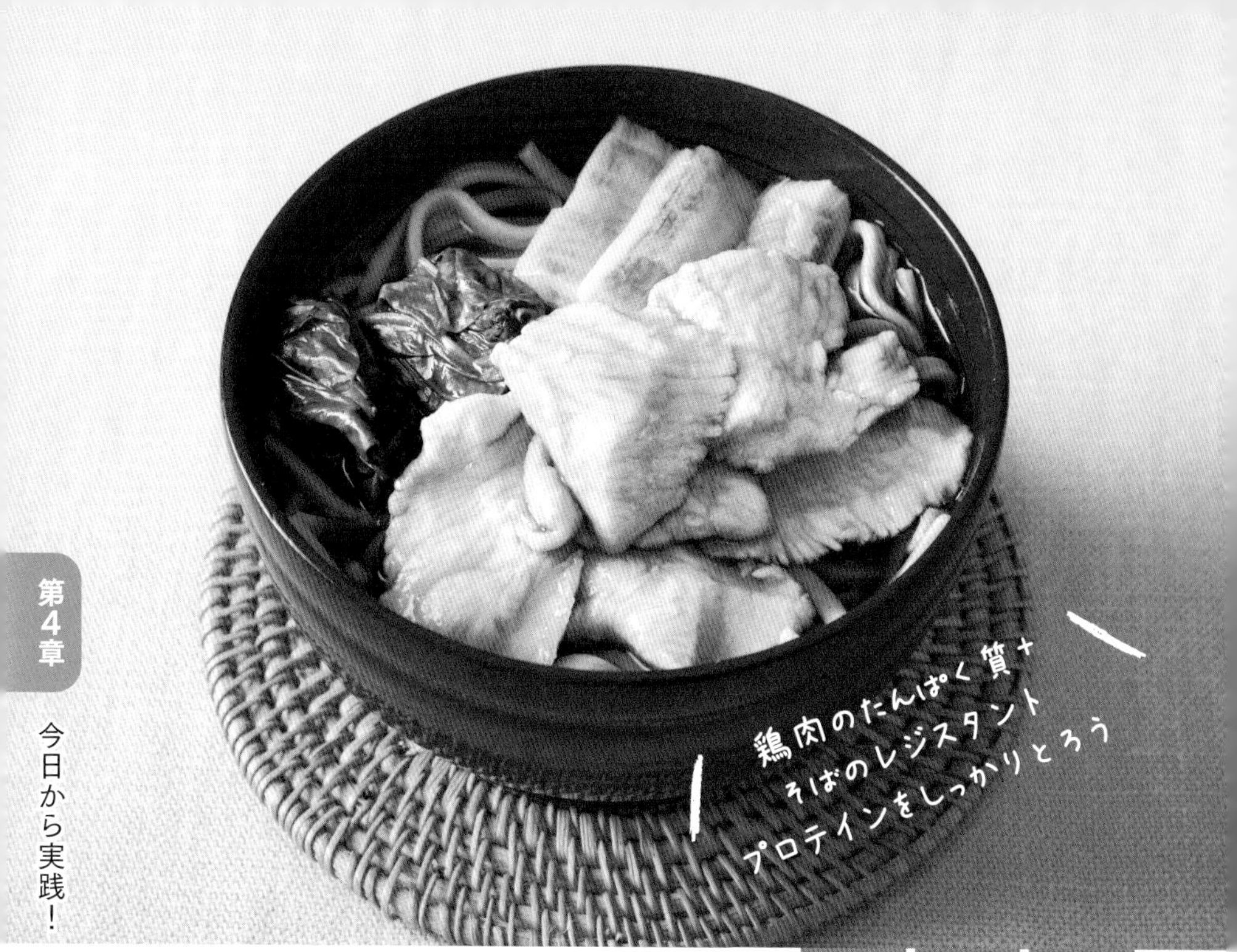
鶏肉のたんぱく質＋
そばのレジスタント
プロテインをしっかりとろう

鶏南蛮そば

カロリー 433 kcal　たんぱく質 23.2 g　食物繊維 6.9 g

材料（2人分）

鶏むね肉…160g
（そぎ切り / 片栗粉を薄くまぶす）

長ねぎ…1本
（浅い切れ目を入れながら 4cm幅に切る）

米油…小さじ1

ほうれん草…4株（ゆでて 3cm幅に切る）

ゆでそば…2玉（袋の表示通りにゆでる）

つゆ

めんつゆ（3倍濃縮）…2/5カップ

だし汁または水…2と1/2カップ

七味唐辛子…少々（お好みで）

作り方

1 米油を中火で熱し、長ねぎを焼きつける。

2 鍋につゆの材料を入れて中火で温める。つゆが煮立ったら鶏むね肉を入れ、周囲が透き通り、肉が白くなったら、1の長ねぎを加えてさっと煮る。

3 ゆでたそばを器に入れ、ほうれん草、長ねぎ、鶏むね肉を乗せ、2の汁を注ぐ。好みで七味唐辛子を振る。

※ほうれん草は水菜、小松菜などでも可。ゆで置きしておくと便利。

リンゴのレンジコンポート

材料（2人分）

リンゴ…1個（皮つきのままくし形に切る）
はちみつ・レモン汁…各大さじ1

作り方

1 耐熱ボウルにリンゴを入れ、はちみつ、レモン汁を振りかける。ぴったりとラップを覆った上から、さらにふんわりとラップをかけて、レンジで3分加熱する。あら熱が取れるまでそのまま冷ます。

※リンゴは紅玉がおすすめ。なければふじなど硬めの品種が好ましい。
※ヨーグルトを添えても良い。

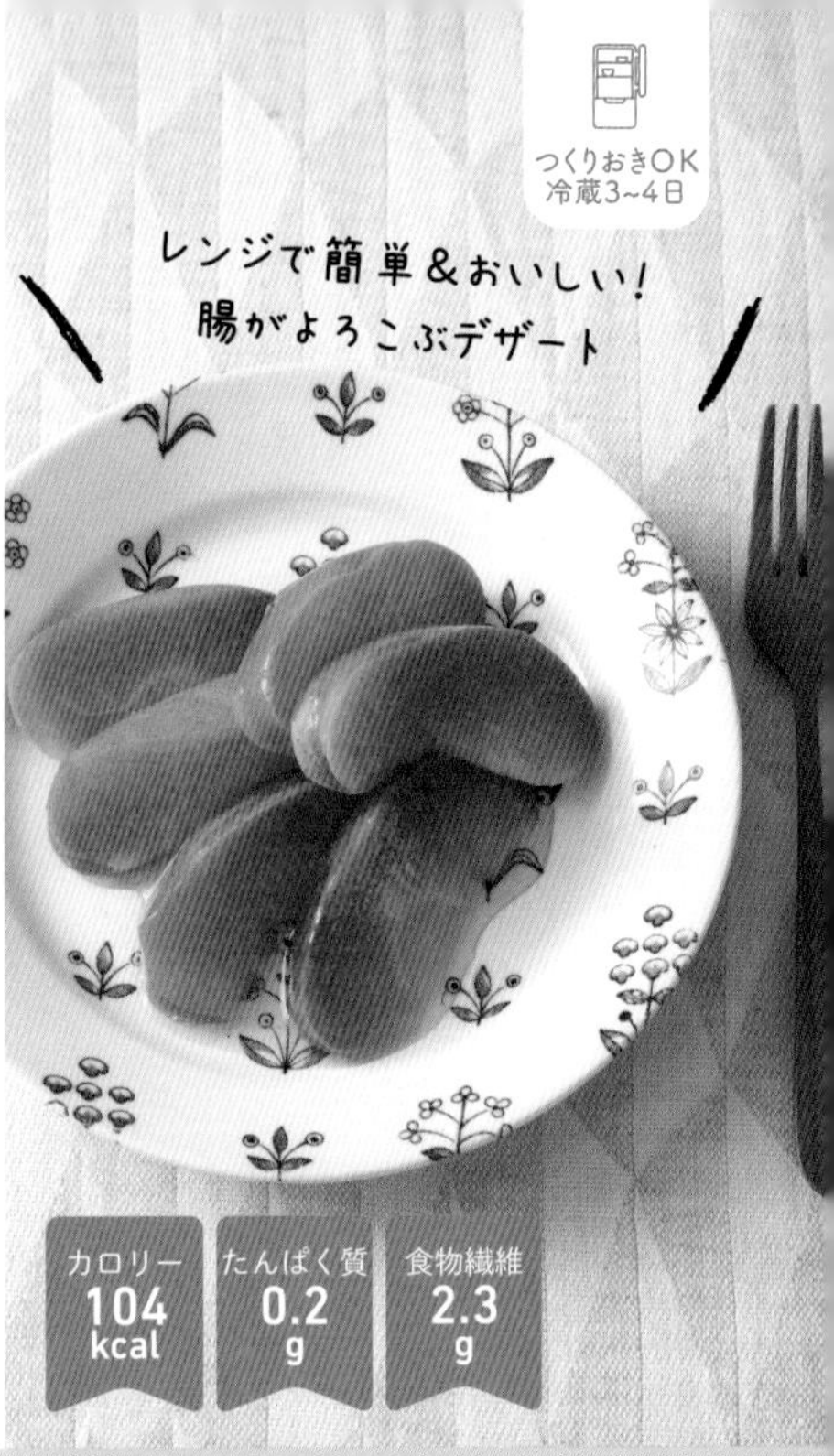
つくりおきOK
冷蔵3~4日
レンジで簡単&おいしい!
腸がよろこぶデザート
カロリー
104
kcal
たんぱく質
0.2
g
食物繊維
2.3
g

豆乳きなこもち

材料（2人分）

豆乳…1カップ
きび砂糖…大さじ3
片栗粉…大さじ3
きなこ…大さじ1

作り方

1 きなこ以外の材料を鍋に入れて混ぜながら火にかける。もったりとしたら水でぬらしたバットなどに入れ、平らにならし、表面が乾かないようにラップで覆う。冷めたら切り分け、きなこをまぶす。

※抹茶を入れてもおいしい。

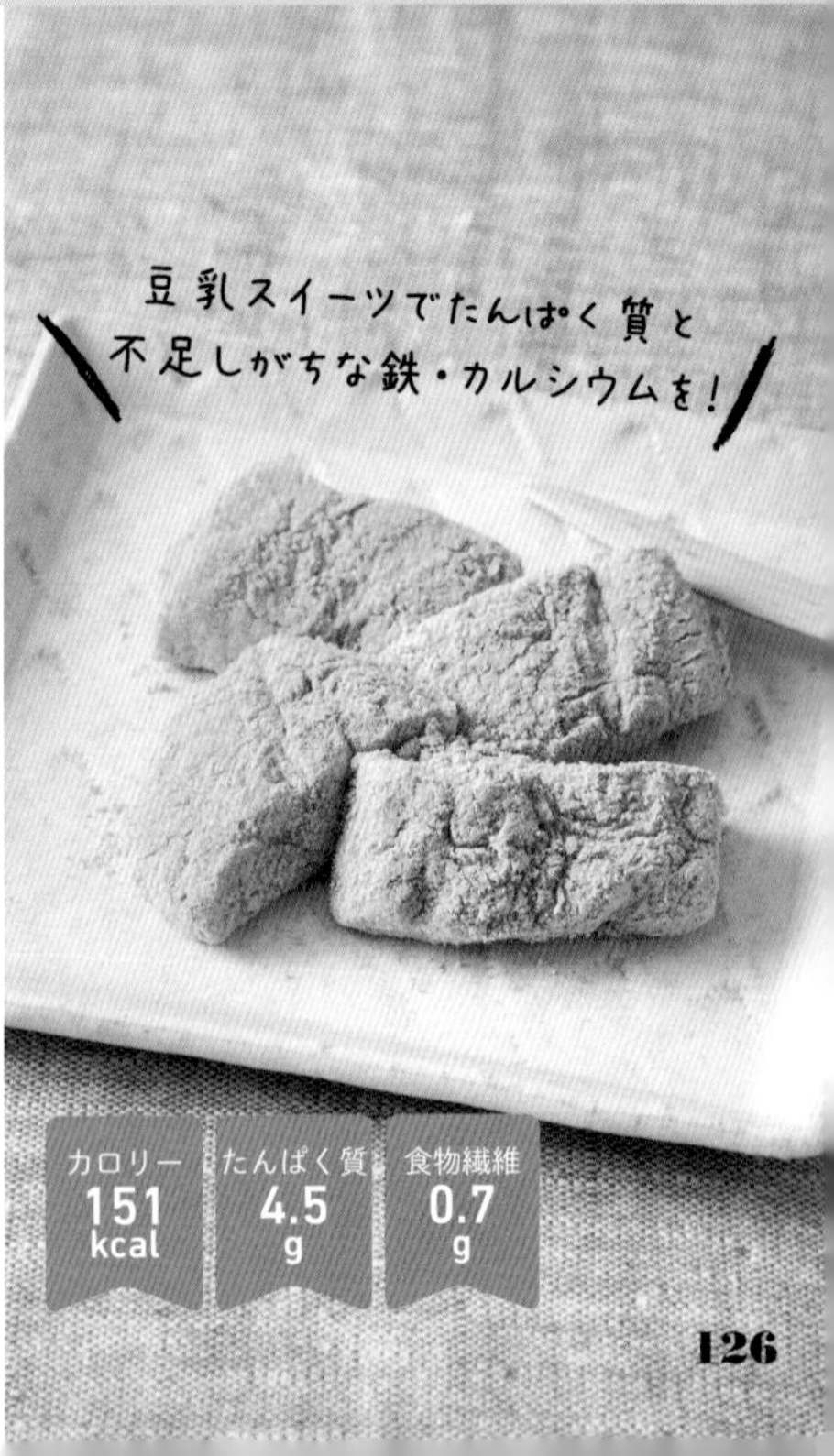
豆乳スイーツでたんぱく質と
不足しがちな鉄・カルシウムを!
カロリー
151
kcal
たんぱく質
4.5
g
食物繊維
0.7
g

キウイ、バナナ、ヨーグルトのスムージー

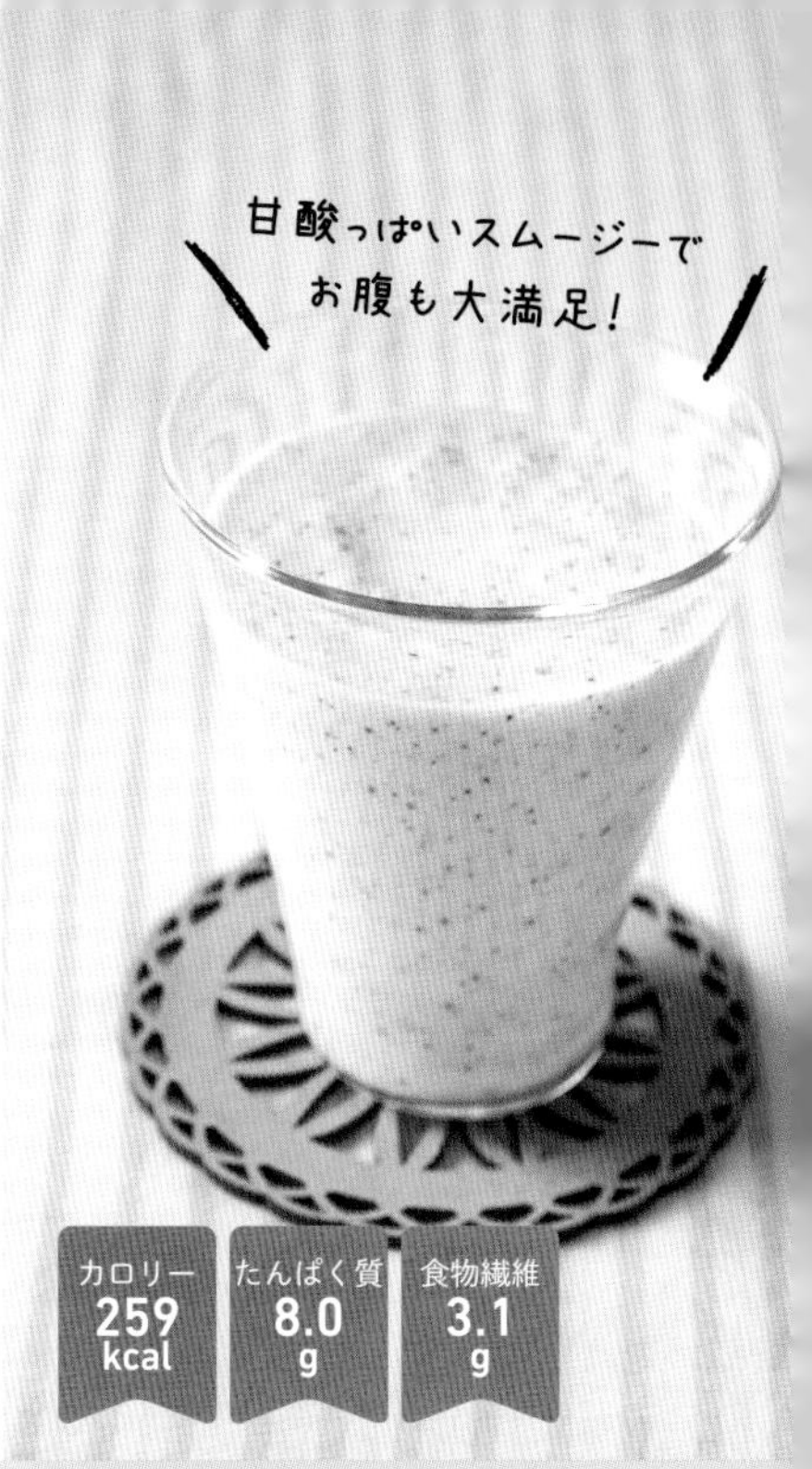
甘酸っぱいスムージーで
お腹も大満足！
カロリー
259
kcal
たんぱく質
8.0
g
食物繊維
3.1
g

材料（1人分）※できあがり400ml

キウイ…1個（皮をむいて一口大に切る）
バナナ…1本（皮をむいて一口大に切る）
ヨーグルト…1カップ

作り方

1 ミキサーに全ての材料を入れて、攪拌《かくはん》する。

※キウイはリンゴ、ブルーベリーでも可。

甘酒、小松菜、リンゴのスムージー

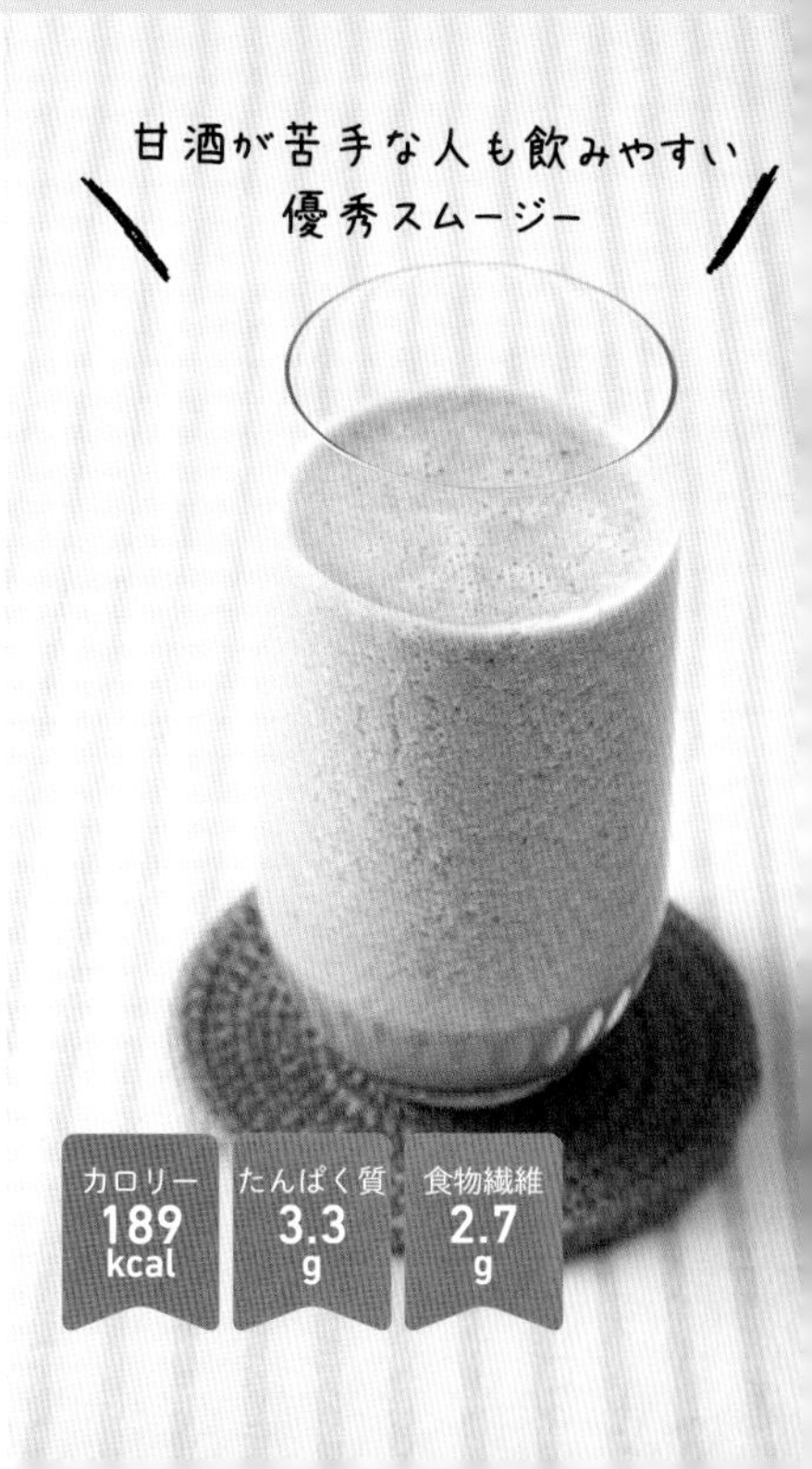
甘酒が苦手な人も飲みやすい
優秀スムージー
カロリー
189
kcal
たんぱく質
3.3
g
食物繊維
2.7
g

材料（1人分）※できあがり400ml

小松菜…50g（ざく切り）
リンゴ…50g（皮つきのまま一口大に切る）
レモン汁…小さじ2
甘酒…1カップ

作り方

1 ミキサーに全ての材料を入れて、攪拌する。

※リンゴはバナナでも可。

column 4

＼管理栄養士が教える／
腸がよろこぶ食材の取り入れ方

老化防止に効果的な、抗酸化作用を持つ食材や腸内環境を整える食材の取り入れ方について紹介します。

野菜の色や香りなどの成分はファイトケミカルと呼ばれ、いずれも抗酸化作用が期待できます。旬のものを中心に、緑黄色野菜にかかわらず、色の薄い野菜（白菜・レンコンなど）も取り入れましょう。緑黄色野菜に多く含まれるβ-カロテンは、油脂と組み合わせると吸収が良くなります。反対に、野菜全般に含まれるビタミンCは水に溶けやすい性質を持ちます。料理するときはレンジ加熱や少ない水で蒸す、汁ごと食べる料理にするなど工夫しましょう。

食物繊維が多いキノコ、海藻類は毎日食べたい食材。キノコは食べやすい大きさにほぐし、冷凍して常備しておくと便利です。海藻類は、カットわかめを常備したり、おそうざいを買うときにひじきの煮物、わかめの酢の物などを選んだりしましょう。

また、はちみつ、バナナ、玉ねぎ、大豆などに含まれるオリゴ糖は、有用菌であるビフィズス菌のエサになります。便秘や便臭の改善につながるので、積極的に食べましょう。

とはいえ、やはりこれだけを食べていれば大丈夫という食材はありません。①主食（炭水化物源）、②主菜（たんぱく質、脂質源）、③副菜（ビタミン、ミネラル、食物繊維源）の３つを揃え、1日の食事の中で乳製品、果物も欠かさないようにできるのが理想的。こうすることで、体が必要としている栄養素をまんべんなく補うことができます。

コラム監修：牧野直子

第5章

もっと知りたい！ポジティブに年齢を重ねる方法

最新の研究動向をふまえながら、老化防止・健康長寿のために目指すべき食べ方や生活習慣を紹介します。

加齢にともなう不調や病気は慢性炎症が原因

「慢性炎症」が老化の一因

これまでにも腸内細菌のはたらきで「炎症」を抑制するといった説明をしてきましたが、この「炎症」が老化現象と深くかかわっています。

炎症とは、やけどやケガ、虫刺されといった傷や、細菌やウイルス感染などに対して体が起こす防御反応のこと。ケガをすると傷が熱を持ち、赤く腫れて痛みを感じたり、風邪をひいて熱が出たりすることも炎症の1つです。**早く治まる炎症を「急性炎症」、長く続く炎症を「慢性炎症」**と言います。慢性炎症は内臓に起こりやすく、自覚症状がないのが特徴です。

慢性炎症は実にやっかいで、さまざまな病気を悪化させます。たとえば、ぜんそくやアトピー性皮膚炎、アレルギー疾患、関節リウマチなど、免疫が自分自身を攻撃してしまう病気や、糖尿病、高血圧、脂質異常症、肝疾患、認知症、がんなども含まれます。

さらに、**慢性炎症は「老化」を促進させる**こともわかってきました。慢性炎症は、正常な細胞にも伝染し、やがて細胞を死滅させてしまいます。これを繰り返すことで内臓や皮膚などにダメージを与え、老化が進み、しみやたるみ、歯周病、動脈硬化などの症状を引き起こすのです。慢性炎症は加齢によって起きやすくなるため、炎症→老化→炎症→さらに老化の負のルー

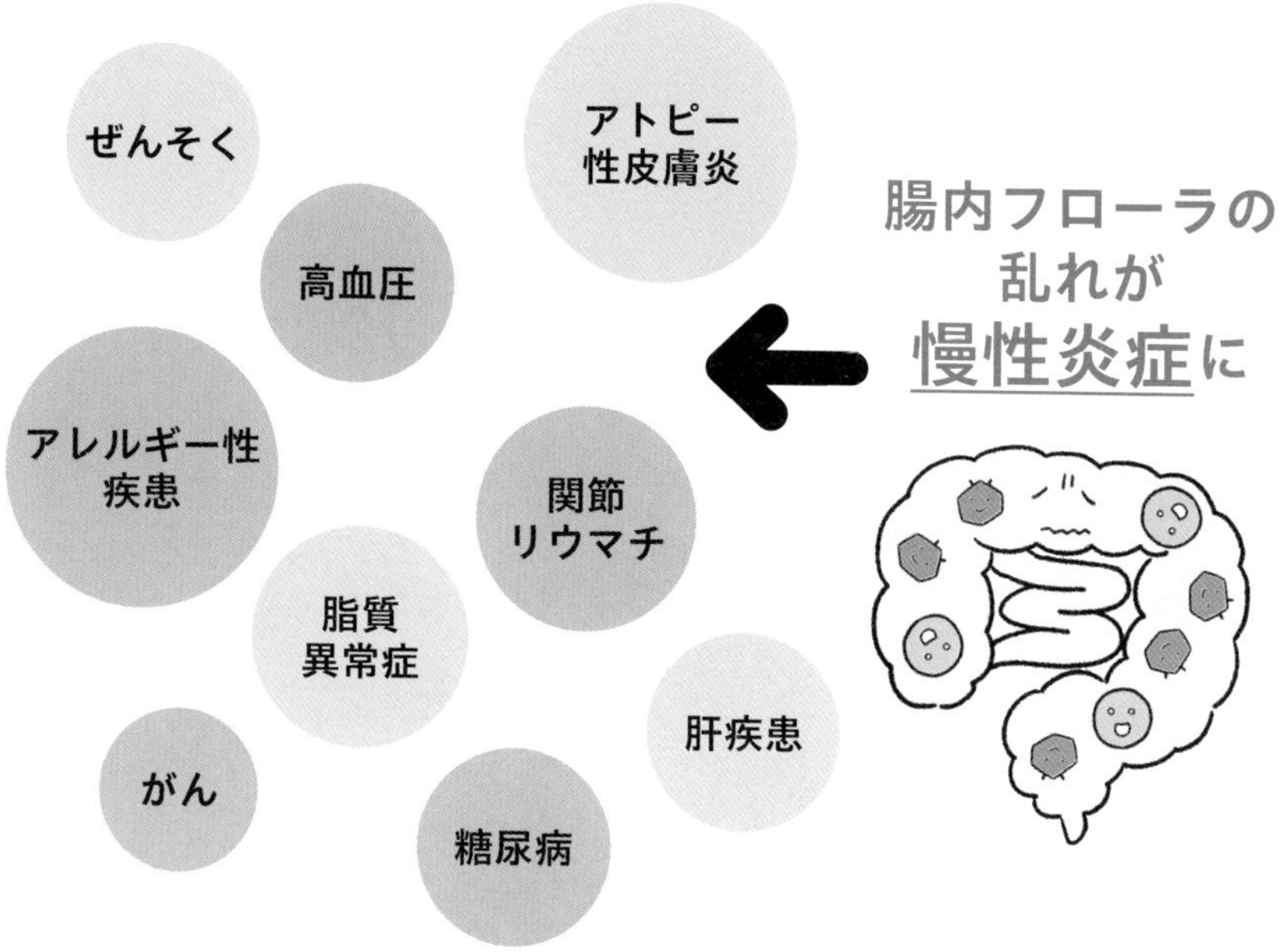

プが続いてしまいます。

炎症を抑える腸内細菌の存在が明らかに

ここ十数年の間、研究の世界では、腸内フローラの遺伝子単位での解析が活発に進んできました。その結果、**慢性炎症を抑制する「Treg細胞」**という細胞を作り出す腸内細菌の存在が発見されました。このTreg細胞を腸内で増やすことができれば、慢性炎症を抑え、老化の進行を食い止めることも夢ではないかもしれません。そして、Treg細胞には**過剰な免疫反応を抑制する**はたらきもあります。老化だけでなく、先ほど挙げた慢性炎症が原因となる病気の治療に役立てることができる可能性もあるのです。

Treg細胞を増やすための具体的なメカニズムはまだ明らかになっていませんが、近い将来、慢性炎症を抑える薬が開発されるかもしれません。

医師の金言

今、注目の最新研究【日本】

老化防止は国の先端研究テーマ

老化防止（アンチエイジング）に関する研究はかつてアウトサイダー的な扱いをされてきました。しかし今は、世界各国で研究が進み、「老化防止」のみならず老化の逆戻りや、老化細胞そのものを取り去る考え方へと発展しています。

日本でも、**アンチエイジングは国家的なプロジェクトの1つ**として関心が高まっています。総人口における65歳以上の高齢者が約3割を占める超高齢化社会である日本だからこそ、福祉、医療、財政の観点からも、健康長寿は重要課題なのです。

ワクチンで老化細胞を除去する

順天堂大学大学院医学研究科循環器内科の南野徹教授らの研究グループは、ネズミを使った実験で、**老化細胞を除去するワクチンの開発に成功**したと発表しました。老化細胞は一定量溜まると慢性炎症を引き起こします。しかし、このワクチンによって、老化細胞を除去することができ、その結果、慢性炎症が改善。肥満にともなう糖代謝異常や動脈硬化、フレイルも改善し、早老症ネズミの寿命を延長することにも成功したのです。今後はアルツハイマー病など、老化によって誘発されるさまざまな病気の治療にも応用できると期

国内の最新研究

東京大学　中西誠教授	炎症を招く老化細胞を除去する
慶應義塾大学　本田賢也教授	腸内細菌が作用する仕組みを解明する
筑波大学　柳沢正史教授	睡眠と冬眠の仕組みから、睡眠不足がもたらす病気の発症や重症化を予防する
順天堂大学大学院　南野徹教授	老化細胞を除去するワクチンを開発する
京都大学　本庶佑名誉教授	老化によって低下した免疫のはたらきを回復させる

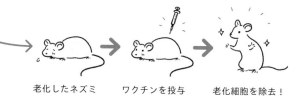

最新の研究では、ワクチンでネズミの老化細胞を除去することに成功しています。近い将来、人間の老化を止める薬が開発されるかもしれません。

待されています。

薬で老化を遅らせる時代に

ノーベル賞を受賞した、京都大学の本庶佑名誉教授らによる研究チームは、ネズミを用いた実験で、**老化によって低下した免疫のはたらきを回復させる**方法を見つけました。高齢のネズミでは、エネルギーを作り出すミトコンドリアの機能を維持したり、細胞の生存や増殖の際に必須の「スペルミジン」という免疫物質が大幅に減少しており、そのために免疫が低下していることがわかったのです。

スペルミジンを増やすと、ミトコンドリアの機能が上昇し、衰えた免疫細胞が再び活性化することが確認されました。この成果は、がんの治療や免疫関連の病気の治療法の開発、健康促進や老化防止にも役立つものと期待されています。

今、注目の最新研究【海外】

医師の金言

美容、老化防止に効くポリフェノール

老化防止や美容に効果がある成分としてよく知られているポリフェノール。植物の苦みや渋み、色素の成分で、自然界には8000種類以上のポリフェノールがあると言われています。

たとえば、緑茶に含まれるカテキン酸、大豆に含まれるイソフラボン、ブルーベリーに含まれるアントシアニン、そばに含まれるルチンもポリフェノールの一種です。**ポリフェノールには強い抗酸化作用があり、活性酸素などの有害物質を無害化したり、動脈硬化を予防したりする**などのはたらきがあります。

ポリフェノールで寿命が伸びる!?

このポリフェノールの一種に寿命を伸ばす効果があることを証明する研究が海外で行われています。

アメリカのメイヨー・クリニックの研究者、カークランド博士は、フィセチンというポリフェノールが寿命を伸ばすことをネズミを使った実験によって明らかにしました。フィセチンは、果物や野菜のほか多くの植物に含まれる天然産物で、強い抗酸化作用や抗炎症作用があります。また、長寿遺伝子とも言われる「サーチュイン遺伝子」を活性化させ、老化した細胞にはたらきかけることで、DNAを修復し若返らせて

ポリフェノールを用いたアンチエイジング薬ができるかも!?

ジェームズ・カークランド博士がフィセチンを使ってネズミの寿命を伸ばすことに成功！

フィセチンとは……

抗酸化作用＆抗炎症作用がある
ポリフェノールの一種。若返り効果のあるサーチュイン遺伝子を持つ。

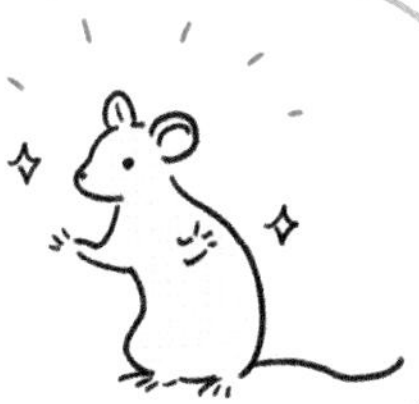

現在、人間への実験も進行中

くれることがわかったのです。

カークランド博士の実験はネズミが対象でしたが、現在人間での臨床試験も進められています。

天然由来で安全性の高いセノリティクス

カークランド博士は、「セノリティクス」というサプリメントの開発も進めています。ポリフェノール由来のサプリメントで、**老化細胞を破壊し除去するはたらき**があります。セノリティクスを投与したネズミの寿命が伸びるという実験結果も出ています。

かつては、老化した細胞は、単に死滅していくだけと考えられていましたが、最近の研究から、老化物質を出して周囲の組織に悪い影響を与えていることがわかってきました。それなら、悪影響を及ぼす前に破壊してなくしてしまおうという発想から生まれたのがセノリティクスなのです。

糖尿病薬に老化防止効果が

世界では、ほかにも老化防止サプリメントの開発が進んでおり、中には市販されているものもあります。「メトフォルミン」という薬は、インスリンのはたらきを良くして血糖値を下げる効果があり、昔から糖尿病の治療に用いられています。この薬は、肥満の抑制、脂肪肝の改善、糖の吸収の抑制などにも効果がありますが、実は老化の抑制にも有効なのです。

具体的には、**メトフォルミンを長期的に服用すると、がんを抑制するAMPKという酵素や、がん細胞を殺すキラーT細胞が活性化する**ことがわかりました。また、体の老化を促進する活性酵素を抑制する作用も確認されています。さらに、腸内環境を整える効果も明らかになっています。26ページで紹介したように、腸には免疫細胞が集中しているので、免疫力アップにも役立つと言えます。

長寿遺伝子を活性化するNMN

「NMN（ニコチンアミドモノヌクレオチド）」も、老化の抑制効果が期待されるサプリメントです。

ビタミンの中に含まれる成分の1つですが、米ワシントン大学医学部のサミュエル・クライン教授らによる研究で、**NMNに抗老化作用がある**ことが明らかになりました。

NMNは体内に入るとNAD^{+}という補酵素（酵素のはたらきを助けるもの）に変化します。そして、NAD^{+}には、エネルギーを作るミトコンドリアのはたらきを高め、長寿遺伝子と呼ばれるサーチュイン遺伝子を活性化させることが、ネズミによる実験でわかったのです。

具体的には、若いネズミと比べても代謝機能や免疫

老化防止薬はすでに実用化されている!?

NMN
※本来はビタミンに含まれる成分

・酵素のはたらきを助ける
・ミトコンドリアのはたらきを高める

↓

・長寿遺伝子を活性化
・脳機能の回復
・筋肉の再生

メトフォルミン
※本来は糖尿病の薬

・血糖値を下げる
・がんを殺す細胞が活性化
・腸内環境を整える

↓

・肥満を抑制
・老化を抑制
・免疫力アップ！

細胞、目の網膜機能などの低下が見られない、加齢による肥満がなく動きが活発である、血糖値を下げるインスリンのはたらきが低下していないなどのほか、脳の機能の回復も認められました。現在、人を対象とした臨床試験が行われていて、ネズミ実験ほど顕著な結果は出ていないものの、糖尿病の改善や、筋肉の再生を促進することが明らかになっています。

NAD$^+$は加齢によって減少するため、NMNで補給することで、老化を遅らせられるとも期待されているのです。

近い将来、メトフォルミンやNMNが日本でも老化防止の薬として販売される日が来るかもしれません。

ただし、当然ながらどんな薬も万能ではありません。**薬もサプリメントも、まずは食べ方や生活習慣を改善した上で、医師や薬剤師、記載された使用上の注意に従って、正しく服用することが大切**です。

医師の金言

これからは老化を測る時代

DNAの損傷具合から老化を測る

海外では、老化のスピードを測る**「老化時計（エイジング・クロック）」**の開発が盛んです。今注目されているのは、ＤＮＡがどの程度「メチル化」したかによって、肉体年齢（生物学的年齢）を割り出す方法です。

ＤＮＡは4つの物質の組み合わせによって、どのようなたんぱく質が作られるかが決まります。メチル化とは、この物質の一部がメチル基というつくりに変化すること。遺伝子のはたらきが制御されるため、通常は必要のない遺伝子がはたらかないようにしています。しかし、**メチル化が進むと、必要な遺伝子まではたらかなくなったり、反対にがんなどの抑制しなければならない遺伝子をはたらかせてしまうことがあります。**

このメチル化がどこまで進んでいるかが、肉体年齢と関係していると言われています。たとえば実年齢は50歳でも、メチル化が進んでいるため、実は細胞的には60代だった、ということがわかるのです。

メチル化は、食事療法や行動によって改善することができます。実際、ＤＮＡのメチル化が改善し3歳くらい肉体年齢が若返ったという実験結果も出ています。このメチル化の指標は、欧米人のデータから作られたため日本人に適用しにくく、ぜひ日本版の指標も開発したいところです。ただ、日本では、ＤＮＡとい

腸内細菌の状態から炎症や老化がわかるように!?

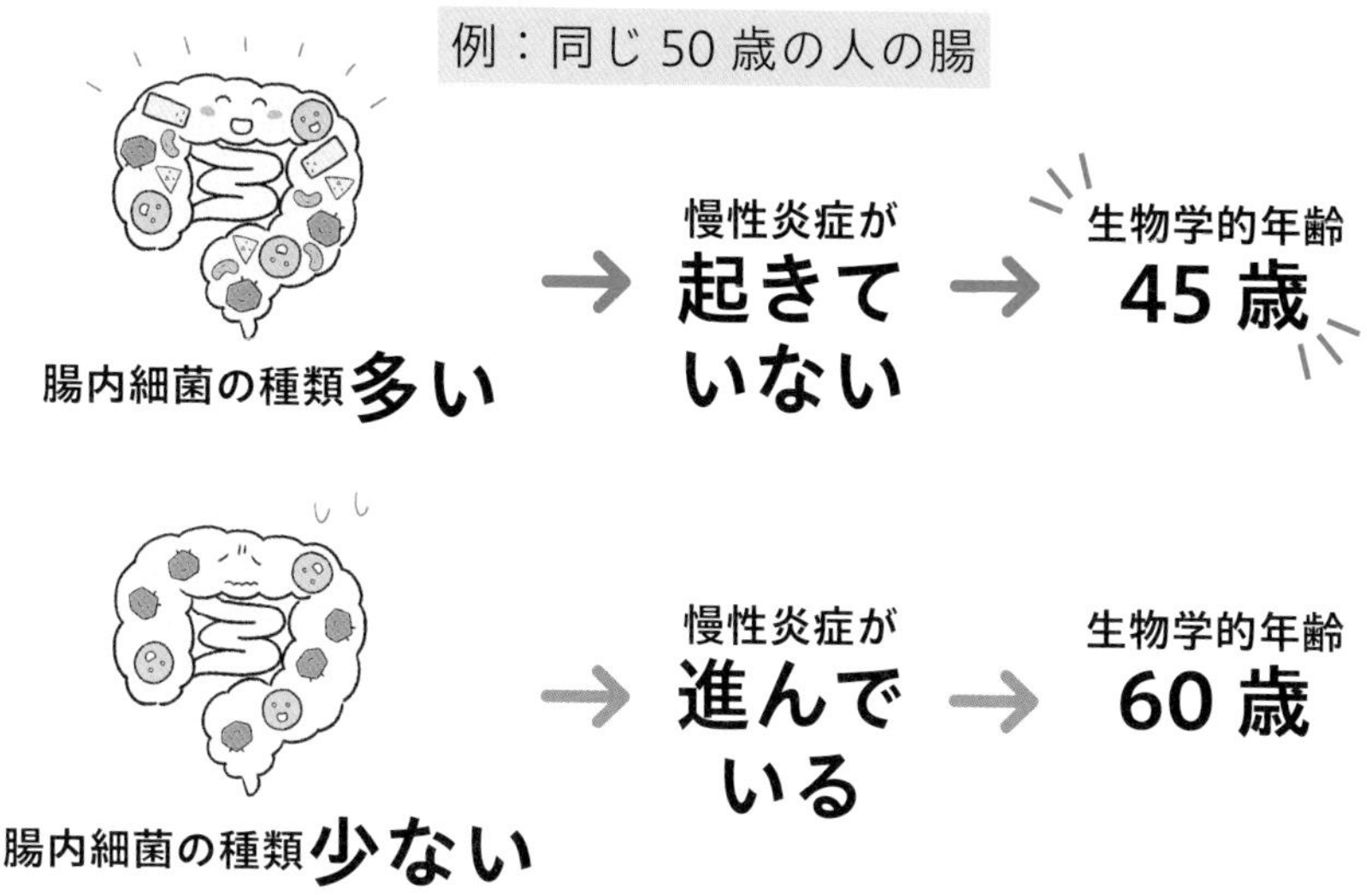

う究極の個人情報を病気の治療以外の目的で第三者が調べることは、倫理的な観点から制限されています。

慢性炎症の度合いから老化を測る

そこで私が考えているのは、慢性炎症の進行度合いを指標とする方法です。DNAのメチル化は、慢性炎症が続くことによって起こります。つまり、慢性炎症の度合いを調べれば、DNAを解析しなくても肉体年齢を算出できる可能性があるのです。さらに言えば、慢性炎症は、腸内細菌がバランスをくずして免疫のバリア機能が低下することによって起こります。ですから**腸内細菌の状態を見れば、炎症度合いを測れる**はずと考えました。DNAを解析しなくても、腸内環境から肉体年齢がわかるのではないでしょうか。

これが実現すれば、自分の老化度合いを早期に把握することができ、改善へのきっかけになるでしょう。

医師の金言

今から始めるフレイル対策

運動能力の衰えは老化を加速する

最近、「サルコペニア」、「ロコモ（ロコモティブシンドローム）」、「フレイル」といった言葉をよく聞くようになりました。

それぞれどういう意味かと言うと、サルコペニアとは、全身の筋肉が減少すること。ロコモは筋力が低下し、立ったり歩いたりといった移動機能が低下している状態のこと。フレイルとは、身体能力の低下に加え、認知機能の低下、社会とのつながりの減少により、心身ともに機能が低下することを指し、健康な状態と要介護の中間くらいの状態です。

いずれも病気ではありませんが、放っておくと徐々に悪化していきます。日常的に転びやすくなりますし、万が一骨折をきっかけにそのまま寝たきりになってしまえば、身体機能は一気に低下してしまうのです。

20ページで紹介した、老化のスピードが速い人の特徴の中に、**1**歩行速度が遅い、**2**握力が弱い、**3**バランス能力が低いがありました。このことからも、**身体機能の低下は老化を速めることがわかります。**

筋肉を増やすにも食物繊維が効果的

特にフレイル対策は、心と体の老化防止につながります。予防策としては、まず運動がイメージされます

フレイルとは？

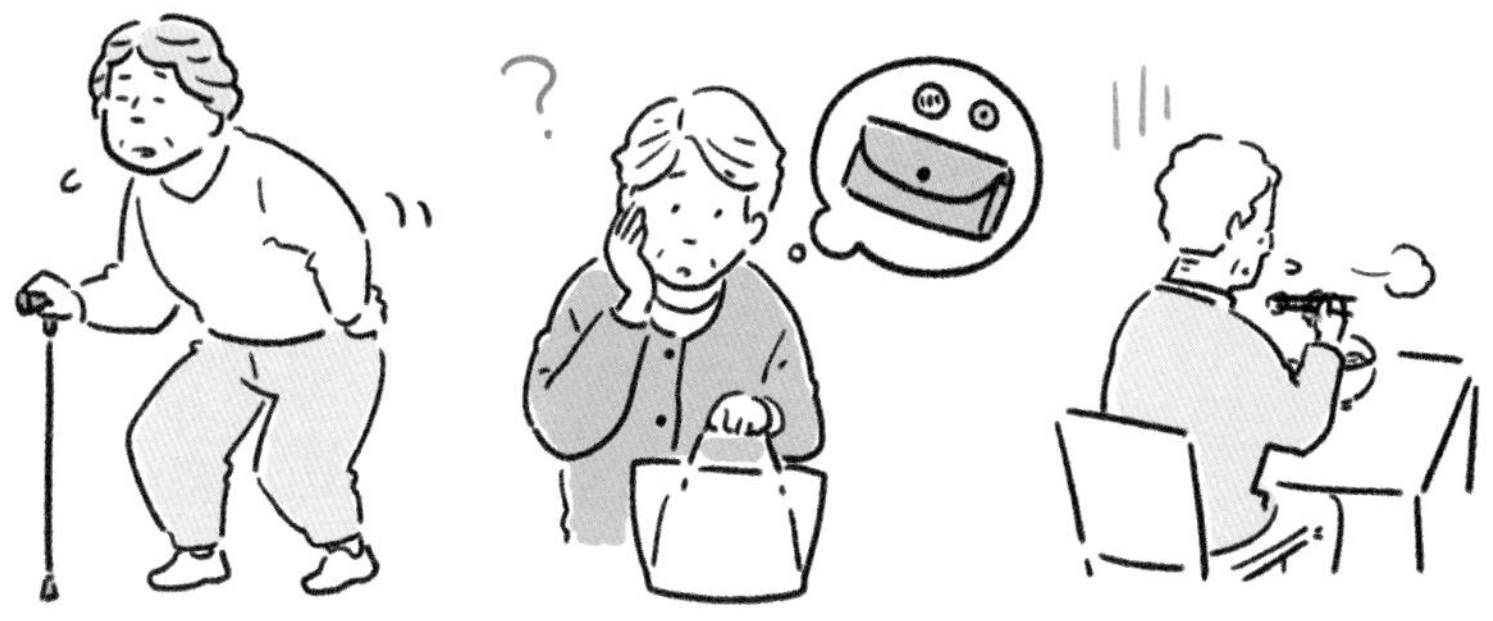

身体能力や
バランス能力の
低下

認知機能の
低下

社会との
つながりの減少

が、**食事によって筋肉を育てることも重要で、それは必ずしも肉を食べることとは限りません。**

実際、肥満のネズミに高たんぱく高脂肪の食事をさせると、体は太っていくのに筋肉は落ちていったという実験結果があります。このとき、食物繊維が欠乏すると、さらに筋肉が減少しましたが、反対にこのネズミのエサに食物繊維を追加すると、肉を与えていなくても筋力が維持できたのです。

京丹後市の長寿の方々を例にとっても、日常的に体を動かしているため、筋肉を作る血中のアミノ酸量（筋肉量）も多く、サルコペニアも認知症も少ないことがわかりました。食生活では肉はほとんど食べていません。魚や豆類でたんぱく質をとり、食物繊維の多い食事が普通です。こうした習慣が筋力を向上させ、炎症を抑制し、免疫機能を強化できるので、健康長寿につながっているのです。

医師の金言

さらに元気に過ごすためのポイント❶

噛むパワーと口内環境

口のフレイルから老化が始まる

食べ物を噛んだり飲み込んだり、話をしたりするための口腔機能が衰えることを**「口のフレイル（オーラルフレイル）」**と言い、早期の老化サインの1つです。噛む力が衰えることで食生活が悪化したり、滑舌が悪くなり人と話すのが嫌になったり、他者とのかかわりが減ったりすると老化を促進してしまうため、口のフレイルも早め早めの対策が必要です。

よく噛むことでさまざまな効果が

口のフレイルを予防する手段としてもっとも簡単な方法は「よく噛む」ことです。噛むことにはたくさんのメリットがあります。

まず、よく噛むことで多くの唾液が分泌されます。食事のときによく噛むと、**唾液中の消化酵素が食べ物の消化を助けてくれます。**

さらに、唾液の抗菌作用によって**口の中が清潔に保たれますし**、唾液中の酵素には**がんを抑制する効果**があります。

また、噛むことで**満腹感が得られ、食べすぎの予防**になります。**脳も刺激され、認知症の予防**にもつながります。いつもリズミカルに口を動かして食べることを意識しましょう。

「よく噛む」ことのメリット

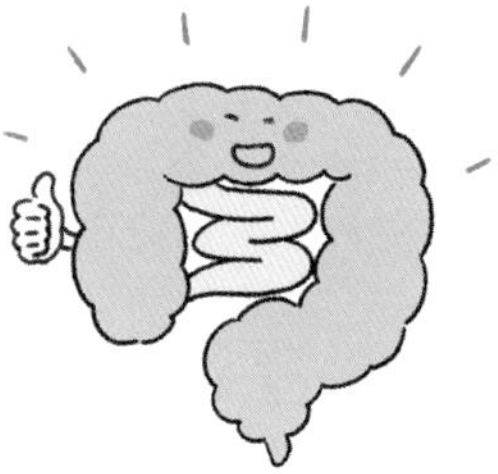

1. 消化を助ける

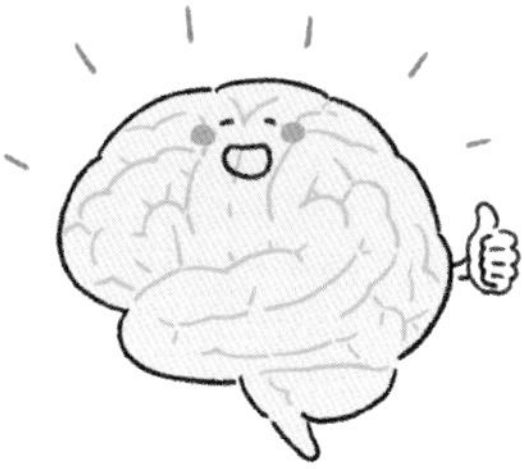

2. 認知症予防

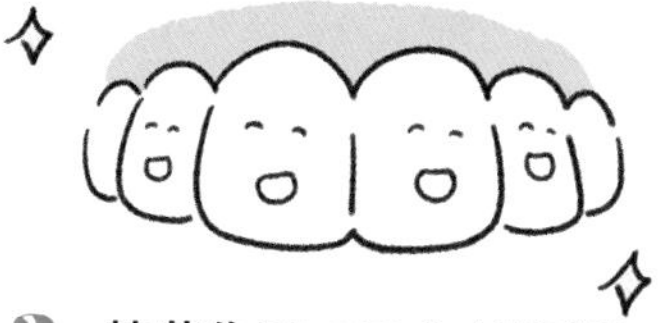

3. 抗菌作用で口内が清潔に

4. がんの抑制

歯周病と腸内フローラの意外な関係

自分の歯で食べるためには、歯を健康に保つことが不可欠です。そこで大きな問題となるのが歯周病です。

成人の80％は歯周病にかかっていると言われています。歯周病菌が腸内に入ると、腸内フローラのバランスをくずし、腸の免疫機能が低下してしまいます。歯周病菌が腸から全身に循環して疾患の原因になる可能性があることや、慢性炎症との関連性、関節リウマチやアルツハイマー病への影響も報告されています。

また、**腸内環境が歯周病に影響する**こともわかっています。理化学研究所生命医学研究センターによるネズミを使った実験では、高脂肪食を食べさせている肥満タイプのネズミは普通のネズミよりも歯周病が重症化していました。歯の健康には、歯磨きだけでなく、腸内環境を意識した食事も重要だと言えるでしょう。

医師の金言

さらに元気に過ごすためのポイント❷

睡眠の質を高める

日本人は睡眠時間も睡眠の質も不足

２０１９年に実施されたＯＥＣＤ（経済協力開発機構）の調査によると、日本人の平均睡眠時間は7時間22分で、世界平均の8時間27分を大きく下回り、調査した33か国中もっとも短いことが示されました。厚生労働省の健康実態調査（令和3年度）によると、睡眠が7時間未満の人は約7割を占めます。眠りの質についても、寝つくまで時間がかかる（29％）、夜中に目が覚める（45％）、早く目が覚めて眠れない（30％）、睡眠の質に満足できていない（34％）、といった回答があり、さらに、3割強の人が日中眠気を感じているという結果が出ました。**日本人は、睡眠時間が短く、一人当たりの労働生産性が低い**という結果も出ています（日本生産性本部調べ）。

睡眠不足はあらゆる健康に悪影響

睡眠は、眠りの深いノンレム睡眠と、眠りの浅いレム睡眠が90分周期で繰り返します。ノンレム睡眠中は大脳を休め、筋肉や骨を発達させ、傷んだ細胞を修復する成長ホルモンが盛んに分泌されています。この成長ホルモンは、腸内フローラにもはたらきかけ、腸内環境を良い状態に回復してくれます。**睡眠が不足すると成長ホルモンの分泌量も低下し、その結果腸内フ**

睡眠不足が引き起こすさまざまな不調

肉体的な不調

疲労感
倦怠感
免疫力の低下
肥満
糖尿病
脳卒中
高血圧

精神的な不調

認知力・判断力・集中力の低下
精神不安
抑うつ状態

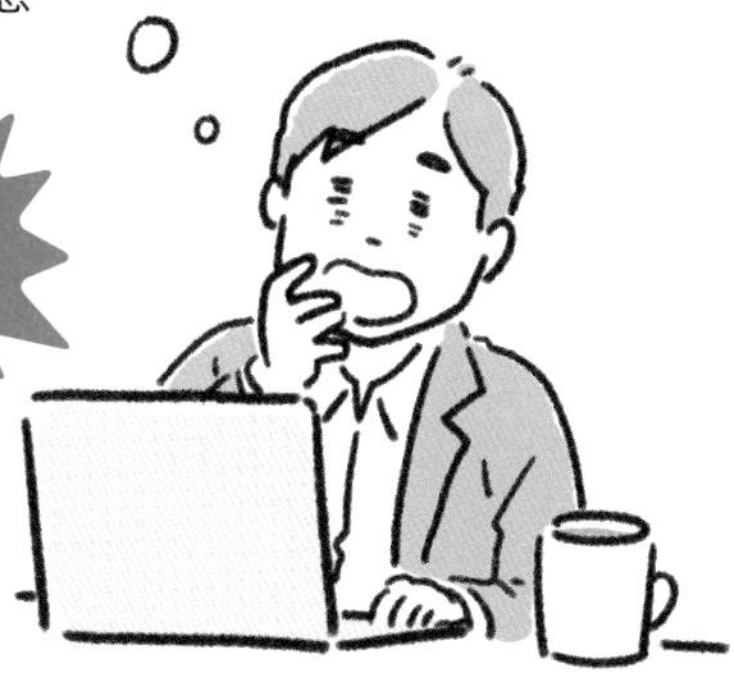

意識して睡眠時間を確保しよう！

ローラも回復されず、健康に悪影響を及ぼします。

たとえば肉体的な不調としては、疲労感や倦怠感、免疫力の低下、肥満、糖尿病や脳卒中、高血圧など生活習慣病の要因に、精神的な不調としては、認知力・判断力・集中力の低下、精神不安、抑うつ状態などを引き起こしてしまうのです。

腸内環境が睡眠不足に影響することも

睡眠不足は腸内フローラに影響するだけでなく、その逆もあります。腸内環境と脳は相関しているので、腸内フローラがバランスをくずすと自律神経のバランスがくずれ、睡眠の質が低下する可能性があるのです。ショートスリーパーの人や、ついついスマホを見て夜更かしするのが日常的になってしまった人もいるかもしれませんが、スマホの電源は早めに切るなどして、**意識して睡眠時間を確保**するようにしましょう。

医師の金言

さらに元気に過ごすためのポイント❸

日の光を浴びる朝型生活

健康長寿の秘訣はセロトニン

京丹後市の高齢者の生活習慣には食事以外にも3つの共通点がありました。1つ目は、朝早く起きて夜早く寝るという**規則正しい生活**をしていること、2つ目は**日常的に体を動かしている**こと、3つ目は家族やご近所さんと**コミュニケーションをよく取り、孤立していないこと**。

これらは、実は、幸せホルモン「セロトニン」を分泌する3つのスイッチと共通しています。

セロトニンとは、神経伝達物質の1つで、大脳皮質にはたらきかけて頭をすっきり覚醒させたり、心身にはたらきかけて、気持ちをリラックスさせ、何事にも意欲的になったりと幸福感をもたらしてくれます。

セロトニンは腸と脳で作られる

セロトニンは、食事と腸と脳によって作られます。食べ物が腸に運ばれると、食べ物に含まれるアミノ酸の一種、トリプトファンが腸内細菌によって代謝され、セロトニンのもとになり、これが脳に運ばれてセロトニンが作られるのです。

トリプトファンを多く含む食べ物は、魚、卵、乳製品、大豆、鶏肉、トマト、バナナ、ごま、ナッツ類などです。

3つの習慣で幸せホルモンを分泌させよう

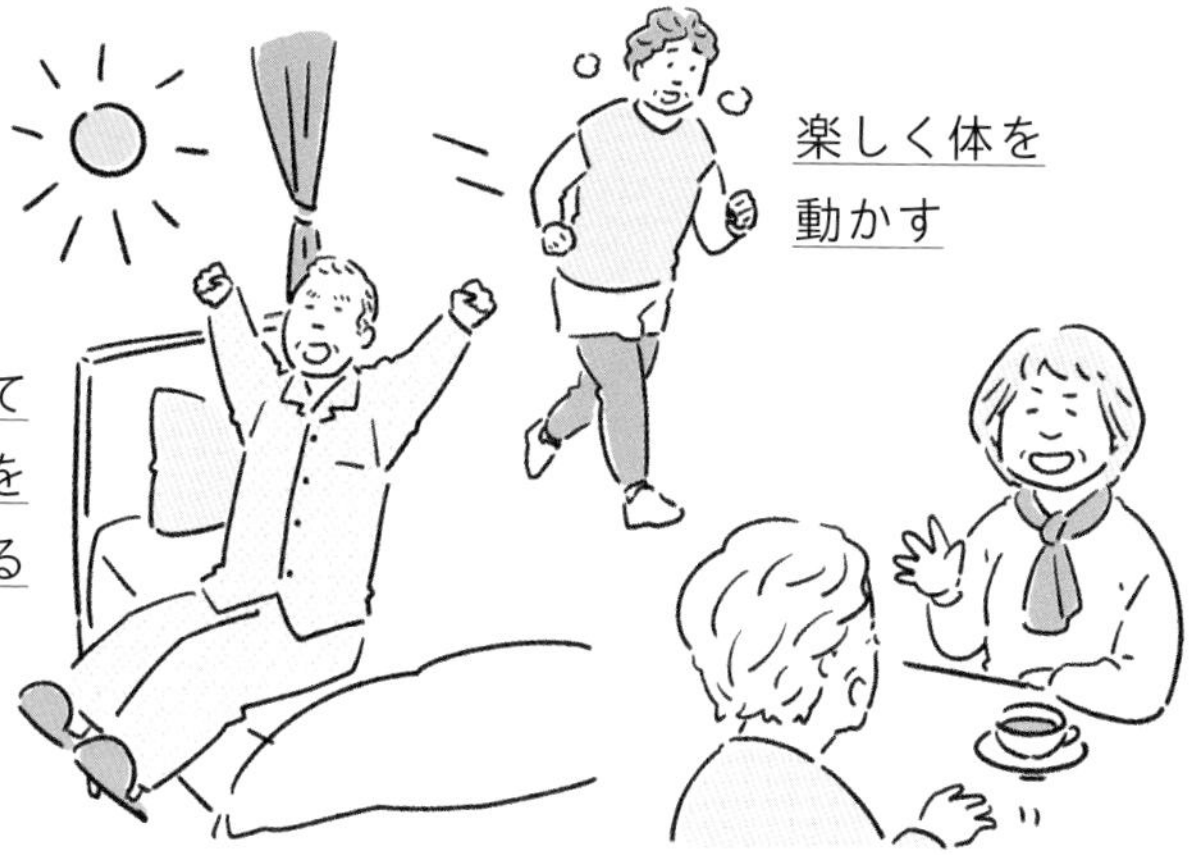
楽しく体を
動かす
朝起きて
太陽の光を
浴びる
人とコミュニケーションを取る

幸せホルモン「セロトニン」を分泌させるスイッチは、どれも老化防止に効果的。意識して実施していきましょう。

セロトニンを分泌させる3つのスイッチ

セロトニンを分泌させるためには、3つのスイッチが必要です。1つ目は、**朝起きて太陽の光を浴びること**。室内ではスイッチが入らないので、外に出るか窓を開けて直接太陽の光を浴びましょう。ちなみに、セロトニンは日が沈むに従ってメラトニンに変化していきます。メラトニンは睡眠の質を高める効果があるため、暗くなったら眠るのは合理的なのです。2つ目のスイッチは、**軽い運動やウォーキングなどで、楽しく体を動かす**こと。そして3つ目は、**人とコミュニケーションを取る**こと。会話は脳を刺激し、セロトニンを分泌してくれます。いずれも健康に直結する要素と言えます。夜更かしや運動不足の人は直ちに生活を見直し、セロトニンが分泌されるスイッチを意識して、はつらつとした生活を送りましょう。

医師の金言

さらに元気に過ごすためのポイント④

外食&コンビニ食とのつきあい方

できる範囲で実践してみる

腸内フローラのために、魚中心で食物繊維の豊富な食事をしようと思っても、実際にはなかなか難しいものです。仕事が忙しくてコンビニ食でランチを済ませたり、人づきあいなどで外食をしたりすることもあるでしょう。そのときに選び方を少し意識してみるだけでも、腸に良い食生活は可能ですよ。

コンビニ&外食はラベルをチェック

食事をコンビニやスーパーで買うときは、和食で品数の多い幕の内弁当がおすすめ。おにぎりや冷製パスタも、腸内細菌のエサとなるレジスタントスターチが豊富です。おにぎりの場合、大麦やもち麦入りのものを選ぶとさらに食物繊維が豊富になります。最近は、「食物繊維○g」のように表示されている商品も増えていますから、選ぶときは**しっかりラベルをチェック**して数値を確認してみましょう。

野菜をとりたい場合はサラダを手に取りがちですが、実は食物繊維量は少なめ。食物繊維がより多く含まれる海藻サラダ、ひじきや切干大根、カボチャの煮物、ごぼうのきんぴら、ポテトサラダといった、**水溶性食物繊維の豊富なおそうざい**を選ぶように。

外食の際には、高脂肪の揚げ物や肉料理はなるべく

コンビニでも買える！食物繊維たっぷりの食品

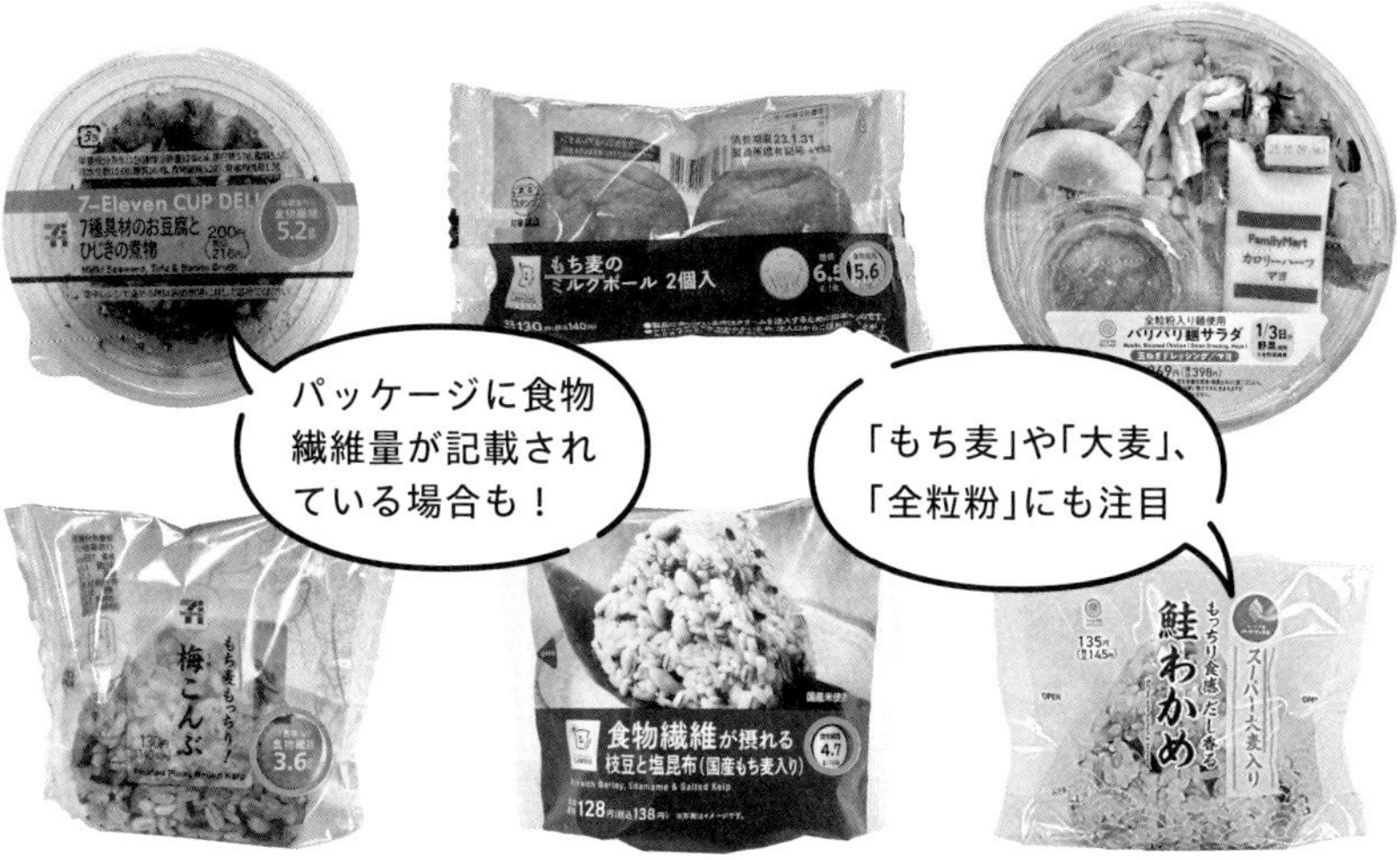

※パッケージデザイン、商品の仕様、表示価格などは、現在取り扱いの商品と異なる、また店舗で取り扱いのない場合があります。

避け、魚中心のメニューや野菜がたっぷり入ったもの、大豆製品を使ったメニューをチョイス。ごはんは可能なら玄米や五穀米などを選びましょう。

自炊するなら野菜中心の料理を考えよう

自炊の場合は、野菜を使った料理のレパートリーを増やしましょう。第4章で紹介したレシピを実践したり、食材からレシピを検索できるウェブサイトを利用すると便利です。レインボーダイエットという言葉がありますが、**色とりどりの野菜を使うと、多様な栄養素がとれますし、見た目にもきれい**です。

常備食材のおすすめは、豆腐や厚揚げなどの**大豆製品**。あと1品足りないというときに重宝しますし、食物繊維も豊富で腸内環境にもグッド。大根やニンジン、キノコなど、**具だくさんのみそ汁やスープ**のつくりおきも、発酵食品と食物繊維がしっかりとれます。

さらに元気に過ごすためのポイント❺

ときどき誰かと食事をしよう

高齢者の孤独は老化を加速させる

140ページで、フレイルの原因の1つに社会とのつながりの減少があると紹介しました。スタンフォード大学と香港中文大学の研究者が2022年に発表した論文※によると、不安や孤独は、生物学的な老化のスピード（PoA）を1・65歳も加速してしまい、これは喫煙状況よりも影響が大きいという結果が出ています。**孤独は老化を進める大きな原因**になるのです。

日本では、核家族化や未婚率の増加により、全世帯数に占める単身世帯の割合は3割超。生涯未婚率も上昇しており、この数字は今後も増えると予測されています。暮らし方の選択肢も広がりましたし、今は家族と同居中の若い人も、将来は単身世帯になるかもしれません。孤独は誰にも身近な問題なのです。

みんなと楽しく食べることが大事

京丹後市の高齢者たちは、毎日3食を人と楽しく会話しながら食べていて、一人で食事をとる人はほとんどいませんでした。京丹後市には、サバを使った伝統食の「ばら寿司」があり、市民から愛されています。これも一人で食べるのではなく大きな寿司桶で作って、家族や近所の人たちが集まって一緒にわいわい話しながら食べるから意味があるのです。

※ Galkin F, Kochetov K, Koldasbayeva D. et al. Aging 2022, 14:7206-7222

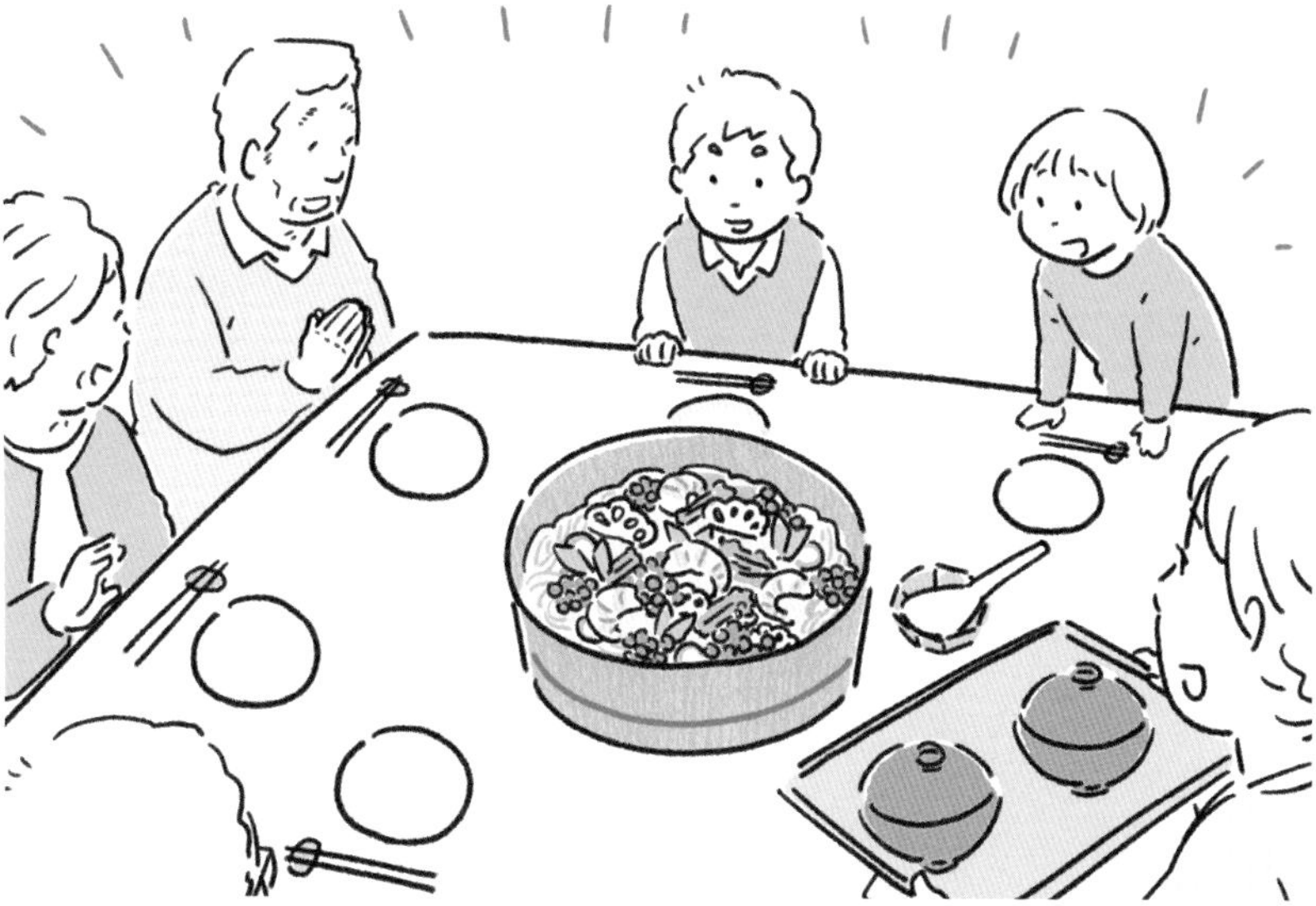

孤独は老化を進めます。たまには家族や友人、近所の人などと食卓を囲む時間を作りましょう。

孤独は食の乱れ、心身の不調にもつながる

一人暮らしになると食事にも気を使わなくなり、栄養がかたよったり、食物繊維が不足したりしがちです。すると、腸内フローラがバランスをくずしてしまい、さまざまな体の不調につながります。それだけでなく、脳と腸は互いに影響し、腸の乱れが自律神経の乱れを引き起こし、心の不調にもつながります。

たとえ一人暮らしをしていても、週に何回かは友人を呼んで一緒に食事をするとか、地域のコミュニティに出かけて**人と話すことを心がけましょう**。大人数で集まりにくい場合は、親しい仲の人とだけ少人数で集まったり、リモートで互いの様子を映しながら食事の時間を共有したりするのも良いでしょう。

人は、一人では生きていけません。みんなでいるから長生きできるのです。

最高の食べ方を続けるコツ

腸内環境で体も心もハッピーにできる

腸内フローラを健康に保つことは、**体の健康・心の健康・健康長寿につながります**。腸に良い食事を心がけて、腸内の有用菌を育てること（育菌）が何より重要です。

これまで紹介してきた、腸内環境に良い食べ方や生活習慣を頭に入れて、できるところから実践していきましょう。

仲間を作って無理なく楽しく腸活

何事も、いやいややると長続きしません。腸活や育菌も、「健康長寿のため、仕方なくやる」のではなく、**楽しくやることが長続きのポイント**です。無理をせず、よく笑い、よく食べ、楽しく体を動かし、人とのコミュニケーションを楽しみましょう。

腸活・育菌は、一人でがんばるよりも**誰かをまきこんで一緒にやる**ことが、楽しく続ける秘訣です。腸活仲間を作って、今日食べたものをSNSで報告し合ったり、くじけそうになったときに励まし合ったりするのは長く続けるのに効果的です。

毎日の食事でたくさんの食物繊維をとることが腸活・育菌には重要ですが、あまりがんばりすぎると疲れてしまいます。ときには機能性食品やサプリメント

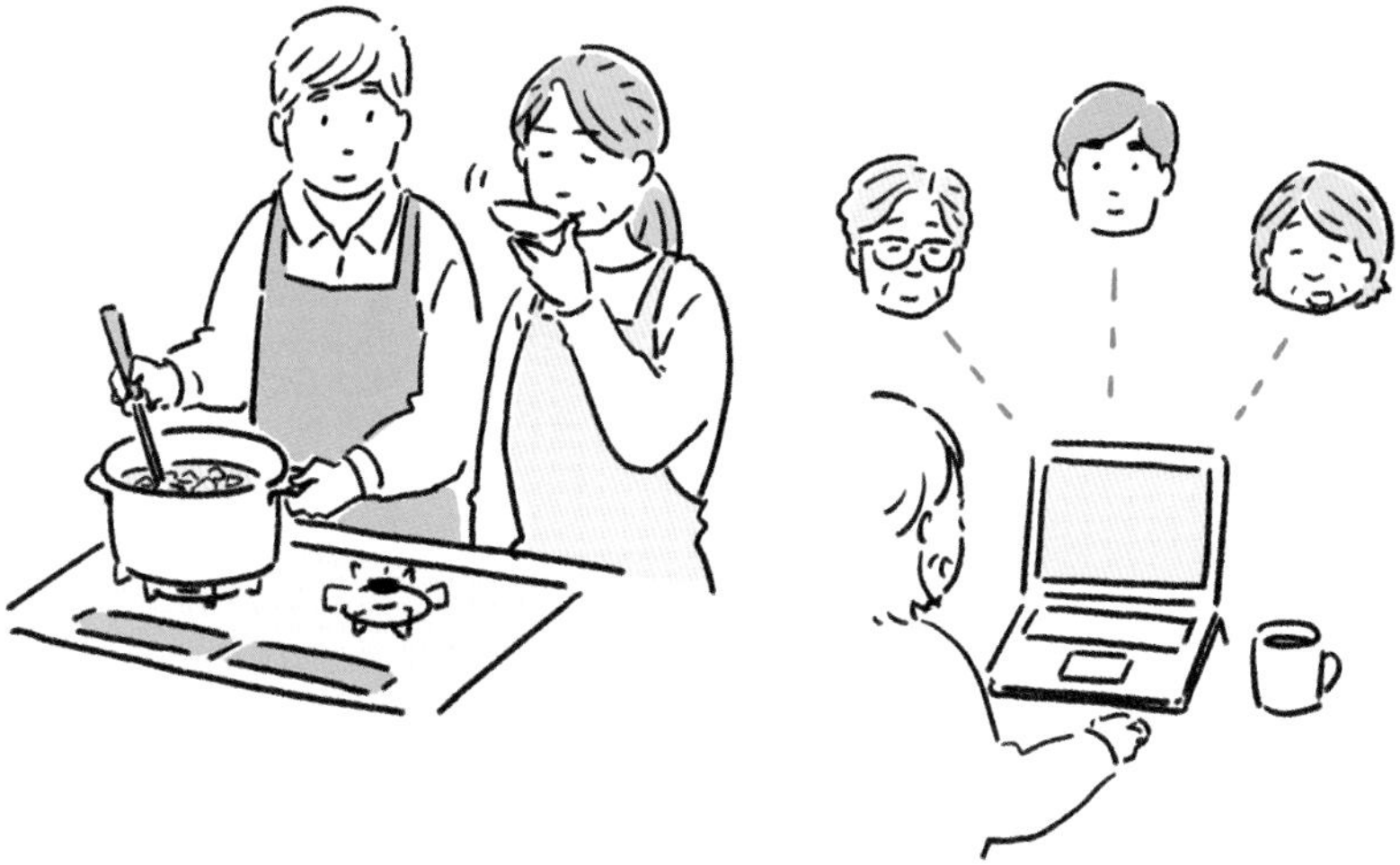

腸活は継続が大事です。そのためには仲間を作るのがポイント。誰かと報告し合いながら、負担を感じずに楽しくできるペースで続けていきましょう。

も上手に利用して、無理なく続けましょう。

腸内フローラで人生を変えよう

腸の健康を取り戻せば、便秘や下痢をしなくなり、肌もきれいになります。睡眠の質やストレス耐性も高まり、頭がよく働くなどの変化も現れるでしょう。食物繊維をしっかり食べれば血糖値も安定し、過度な食欲が抑えられ、体もスリムになるはずです。腸内細菌が活性化すれば、幸せホルモン「セロトニン」の分泌も活発になり、何事にも意欲がわいてきます。

腸を生まれ変わらせると老化のスピードを遅らせるだけでなく、若さを取り戻すこともできます。まさに良いことづくめですね。

腸内フローラ次第で人生が変わるといっても過言ではないのです。さあ今日から、腸活・育菌を実践し、健康な人生を手に入れましょう。

老けない腸のための最高の食べ方

腸内フローラの多様性を意識しよう！

腸は、脳やほかの臓器と互いに影響を及ぼし合っています。
腸内フローラを豊かにし、腸内環境を改善することが老化防止につながります。

食物繊維を「発酵」させよう！

腸内に良い効果をもたらす酪酸を生み出すために、
酪酸産生菌をはたらかせましょう。
そのためには食物繊維を発酵させ、酪酸産生菌のエサにしていきましょう。

野菜だけじゃなく主食から食物繊維をとろう！

日本人は食物繊維不足。野菜も大事ですが、主食でも効率良く摂取して、たくさんの食物繊維を取り入れていきましょう。

4つの食品・栄養素を意識しよう！

腸内環境改善のためには、水溶性食物繊維・発酵食品・オリゴ糖・オメガ3系脂肪酸を1日1食でも意識してとりましょう。

よく噛み、よく寝て、コミュニケーションを取ろう！

老化を抑制するには、食べ方を改善した上で、生活習慣を見直すことも重要。誰かと一緒に進めるのが継続のカギになります。

おわりに

最近の研究で、老化のスピードを遅くする、あるいは老化の時計（生物学的時計）を逆戻りさせる可能性が見えてきました。

この逆戻りは「若返り（Rejuvenation）」とも呼ばれ、寿命を伸ばす、体を若返らせるといった話がいよいよ現実味を帯びてきました。

この本では、老化を食い止め、健康長寿を目指すための食・栄養の重要性を説明してきました。

食事は、いつ、何を、誰と食べるかが重要です。たとえ体に良い食べ物でも、同じものばかり食べていては腸内細菌がかたより、腸内フローラが乱れてしまいますし、寝る直前にたくさん食べては腸の負担になります。コミュニケーションを取らず、ずっと一人で食事をとることも老化につながってしまいます。

体に良い腸内細菌が好む食物繊維を意識して摂取すること。そのためには、効果的な食材を選び、特に朝食・昼食にしっかり食べること。そうすることで、結果的に、私たちの腸内に共生するさまざまな細菌たちがスーパーパワーを発揮して、私たちの老化にブレーキをかけるだけでなく、ミトコンドリアを中心とした生命現象を支えてくれるのです。

さて、今晩のレシピは決まりましたか?

最後になりますが、本書の企画段階からウェブ会議などでお世話になった新星出版社のみなさん、ヴュー企画のみなさんに厚く御礼申し上げます。

京都府立医科大学大学院医学研究科教授
内藤裕二

参考文献

1. Elliott ML, Caspi A, Houts RM, Ambler A, Broadbent JM, Hancox RJ, et al. Disparities in the pace of biological aging among midlife adults of the same chronological age have implications for future frailty risk and policy. Nat Aging. 2021;1(3):295-308.

2. Diaz Heijtz R. Fetal, neonatal, and infant microbiome: Perturbations and subsequent effects on brain development and behavior. Semin Fetal Neonatal Med. 2016;21(6):410-417.

3. Takagi T, Naito Y, Inoue R, Kashiwagi S, Uchiyama K, Mizushima K, et al. Differences in gut microbiota associated with age, sex, and stool consistency in healthy Japanese subjects. Journal of Gastroenterology. 2019;54(1):53-63.

4. Takagi T, Inoue R, Oshima A, Sakazume H, Ogawa K, Tominaga T, et al. Typing of the Gut Microbiota Community in Japanese Subjects. Microorganisms. 2022;10(3):664.

5. Naito Y, Takagi T, Inoue R, Kashiwagi S, Mizushima K, Tsuchiya S, et al. Gut microbiota differences in elderly subjects between rural city Kyotango and urban city Kyoto: an age-gender-matched study. Journal of clinical biochemistry and nutrition. 2019;65(2):125-131.

6. Suda M, Shimizu I, Katsuumi G, Yoshida Y, Hayashi Y, Ikegami R, et al. Senolytic vaccination improves normal and pathological age-related phenotypes and increases lifespan in progeroid mice. Nature Aging. 2021;1(12):1117-1126.

7. Xu M, Pirtskhalava T, Farr JN, Weigand BM, Palmer AK, Weivoda MM, et al. Senolytics improve physical function and increase lifespan in old age. Nat Med. 2018;24(8):1246-1256.

8. Yousefzadeh MJ, Zhu Y, McGowan SJ, Angelini L, Fuhrmann-Stroissnigg H, Xu M, et al. Fisetin is a senotherapeutic that extends health and lifespan. EBioMedicine. 2018;36:18-28.

9. Horvath S, Raj K. DNA methylation-based biomarkers and the epigenetic clock theory of ageing. Nature Reviews Genetics. 2018;19(6):371-384.

10. Okamura T, Hamaguchi M, Mori J, Yamaguchi M, Mizushima K, Abe A, et al. Partially Hydrolyzed Guar Gum Suppresses the Development of Sarcopenic Obesity. Nutrients. 2022;14(6):1157.

11. 内藤裕二．消化管（おなか）は泣いています　腸内フローラが体を変える、脳を活かす．ダイヤモンド社，東京：pp1-256, 2016.

12. 内藤裕二．すべての臨床医が知っておきたい腸内細菌叢～基本知識から疾患研究、治療まで．羊土社，東京：pp1-334, 2021.

13. 内藤裕二．酪酸菌を増やせば健康・長寿になれる．あさ出版，東京：pp1-149, 2022.

14. 的場聖明，内藤裕二，高木智久，吉本優子．百寿人生のレシピ（issue4）．京都府京丹後市健康長寿福祉部健康推進課，京都：pp1-46, 2022

15. 内藤裕二，小林弘幸，中島淳．腸すごい！医学部教授が教える最高の強化法大全．文響社，東京：pp1-144, 2022.

16. 内藤裕二．人生を変える賢い腸のつくり方　ココロまで整える腸内フローラ活性術．ダイヤモンド社，東京：pp1-256, 2016.

17. 江田証．新しい腸の教科書　健康なカラダは、すべて腸から始まる．池田書店，東京：pp1-160, 2019.

監修

内藤裕二（ないとう・ゆうじ）

京都府立医科大学大学院医学研究科 生体免疫栄養学講座教授。1983 年京都府立医科大学卒業。米国ルイジアナ州立大学医学部分子細胞生理学教室客員教授、京都府立医科大学大学院医学研究科消化器内科学准教授、同大学附属病院内視鏡・超音波診療部部長などを経て、2021 年より現職。日本消化器免疫学会理事、日本抗加齢医学会理事、2025 年大阪・関西万博大阪パビリオンアドバイザー。酪酸産生菌と健康長寿の関係などの研究をはじめ、長年腸内細菌を研究し続けている本領域の第一人者。

著書に『消化管（おなか）は泣いています　腸内フローラが体を変える、脳を活かす』（ダイヤモンド社）、共著に『腸すごい！　医学部教授が教える最高の強化法大全』（文響社）などがある。

料理監修

牧野直子（まきの・なおこ）

管理栄養士、料理研究家、ダイエットコーディネーター。女子栄養大学卒業後、2004 年に有限会社スタジオ食（くう）を設立。メディア出演、著書の執筆、料理教室や講演会、メニュー開発、保健センターや小児科での栄養相談など、幅広く活躍中。

著書に『1 食 20g が簡単にとれる！ たんぱく質しっかりおかず』（池田書店）、『野菜の栄養と食べ方まるわかり BOOK』（ワン・パブリッシング）、監修書に『眠れなくなるほど面白い 図解 栄養素の話』（日本文芸社）など多数。

最高の食べ方がわかる！　老けない腸の強化書

2023年 4 月 5 日　初版発行

監修者　内藤裕二
発行者　富永靖弘
印刷所　公和印刷株式会社

発行所　東京都台東区台東２丁目24　株式会社　新星出版社
〒110-0016 ☎03(3831)0743

ISBN978-4-405-09433-8